U0294975

华西口腔医院医疗诊疗与操作常规系列丛书

口腔正畸科诊疗与操作常规

主　　编　赵志河　白　丁

副主编　赖文莉　王　军

编　　者（以姓氏笔画为序）

王　军　王　珏　王　艳　王艳民　龙　虎　叶　瑞

田　野　白　丁　刘　钧　杜　熹　李　宇　李　娟

杨　璞　何姝姝　余汶静　邹淑娟　张孟平　陈　嵩

陈雨雪　陈建伟　金　樱　周　力　赵　青　赵立星

赵志河　段沛沛　徐　晖　郭永文　唐　甜　黄　宁

韩向龙　舒　睿　赖文莉　简　繁　廖　文　廖丽娜

谭理军

主编助理　田　野　简　繁　廖　文

人民卫生出版社

图书在版编目（CIP）数据

口腔正畸科诊疗与操作常规 / 赵志河，白丁主编
. —北京：人民卫生出版社，2018

（华西口腔医院医疗诊疗与操作常规系列丛书）

ISBN 978-7-117-27640-5

Ⅰ.①口… Ⅱ.①赵…②白… Ⅲ.①口腔正畸学 –
技术操作规程 Ⅳ.①R783.5-65

中国版本图书馆 CIP 数据核字（2018）第 239962 号

人卫智网	www.ipmph.com	医学教育、学术、考试、健康，
		购书智慧智能综合服务平台
人卫官网	www.pmph.com	人卫官方资讯发布平台

口腔正畸科诊疗与操作常规

主　　编：赵志河　白　丁
出版发行：人民卫生出版社（中继线 010-59780011）
地　　址：北京市朝阳区潘家园南里 19 号
邮　　编：100021
E - mail：pmph @ pmph.com
购书热线：010-59787592　010-59787584　010-65264830
印　　刷：北京铭成印刷有限公司
经　　销：新华书店
开　　本：710×1000　1/16　印张：12
字　　数：203 千字
版　　次：2018 年 11 月第 1 版　2020 年 8 月第 1 版第 4 次印刷
标准书号：ISBN 978-7-117-27640-5
定　　价：50.00 元

打击盗版举报电话：010-59787491　E-mail：WQ @ pmph.com
（凡属印装质量问题请与本社市场营销中心联系退换）

总序

四川大学华西口腔医院始建于 1907 年，是中国第一个口腔专科医院。作为中国现代口腔医学的发源地，华西口腔为中国口腔医学的发展作出了杰出贡献，培养了一大批口腔医学大师巨匠、精英栋梁和实用人才。

百余年来，四川大学华西口腔医院坚持医疗立院、人才兴院、学术强院的发展思路，在临床诊疗、人才培养、科学研究、文化传承中不断创新发展，形成了华西特色的口腔临床诊疗规范和人才培养模式，具有科学性、指导性，易于基层推广。在多年的医疗工作、临床教学、对外交流、对口支援、精准帮扶工作中，深深地感到各层次的口腔医疗机构、口腔医务工作者、口腔医学生、口腔医学研究生、口腔规培医师，以及口腔医疗管理人员等迫切需要规范性和指导性的临床诊疗书籍。为此，四川大学华西口腔医院组成专家团队，集全院之力，精心准备，认真撰写，完成了这套诊疗与操作常规系列丛书。

《华西口腔医院医疗诊疗与操作常规》系列丛书共分 17 册，包括口腔医学所有临床学科专业。本系列丛书特点：①理论结合实际，既包括基础知识，又有现代高新技术；内容编排更贴近临床应用，深入浅出的理论分析，清晰的工作流程，明确的操作步骤；②体系完整，各分册既独立成书，又交叉协同，对临床上开展多学科会诊、多专业联动也有较强的指导性；③内容周详，重点突出，文笔流畅，既能作为教材系统学习，又能作为工具书查阅，还能作为临床管理工具运用，具有非常强的可阅读性和可操作性。

衷心感谢主编团队以及参与本系列丛书撰写的所有同仁们！感谢人民卫生出版社在出版方面给予的大力支持！感谢所有的读者！

谨以此书献给四川大学华西口腔医院 111 周年华诞！

《华西口腔医院医疗诊疗与操作常规》总主编

2018 年 9 月于华西坝

前言

　　错𬌗畸形是常见的口腔疾病之一，影响患者的颜貌美观、牙颌功能、身心健康和生存质量。随着社会经济的高速发展，人民群众对美好生活的日益向往，口腔健康意识的不断提高，对口腔正畸矫治的需求也日益增加。口腔正畸治疗对提高我国人口健康水平、改善国民生存质量具有十分重要的意义。错𬌗畸形的种类繁多、表现形式多样，口腔正畸矫治治疗计划设计个体针对性强，矫治新技术更新加快，急需一本与时俱进、内容丰富的诊疗与操作常规为口腔全科医师及口腔正畸专科医师提供临床指导之用。

　　《口腔正畸科诊疗与操作常规》一书由四川大学华西口腔医院正畸科组织撰写，旨在为读者呈现口腔常见错𬌗畸形的病因、诊断及治疗操作常规。本书共 24 个章节，由口腔正畸检查技术、常见错𬌗畸形诊疗常规、常用口腔正畸矫治技术操作常规三部分组成，涵盖了常见错𬌗畸形从检查诊断到最新矫治理念及操作常规的各方面。本书以各类错𬌗畸形单独成章，从诊断要点、鉴别诊断及治疗原则与方法详细阐述了 13 类口腔常见错𬌗畸形的诊断及治疗规范。同时，本书还将近年来发展迅速的数字化口腔正畸技术操作纳入编写，包括 3D 照相、数字化口内扫描、数字化模型扫描、舌侧固定矫治及无托槽隐形矫治技术等。本书适合开展口腔正畸矫治的全科医师、口腔正畸专科医师作为临床实践指导用书，同时也适合希望了解错𬌗畸形的普通民众作为科普类读物。

　　本书整理了四川大学华西口腔医院正畸科创建以来，逐渐发展并日臻完善的系统性临床诊疗规范及各位编者在长期从业实践过程中的大量临床经验，同时本书在编写过程中受到了来自四川大学华西口腔医院口腔正畸科及人民卫生出版社的大力支持，在此一并致谢。

赵志河　白丁

2018 年 10 月

目录

第一章

模型及颜貌检查分析

第一节　模型检查分析

【概述】

牙𬌗模型是重要的临床检查资料,可直观反映牙齿、牙弓、基骨及咬合的情况,用于协助研究错𬌗机制、明确诊断、制订矫治计划及观察矫治前后变化。

【检查项目与分析】

(一) 一般测量

1. 牙齿的大小、形状、位置、数目及排列情况　从模型观察牙齿的大小、形状、数目、位置和排列,包括牙长轴的近远中向和唇(颊)舌向倾斜度、牙齿的错位和扭转,以及邻面接触点等。

2. 咬合情况　将上下颌模型对合于牙尖交错位,观察前牙覆𬌗和覆盖、尖牙及后牙关系、上下颌牙弓的协调性及中线、上下颌牙咬合接触情况。

(1) 根据不同的咬合关系,临床常采用 Angle 分类法将错𬌗畸形分为如下三类:

1) 安氏Ⅰ类错𬌗:磨牙呈中性关系,即牙尖交错位时下颌第一磨牙的近中颊沟位于上颌第一磨牙的近中颊尖。牙列中存在错位牙,可表现为牙列拥挤、牙弓前突、前牙深覆𬌗、开𬌗或反𬌗等。

2) 安氏Ⅱ类错𬌗:磨牙呈远中关系,即牙尖交错位时下颌第一磨牙的近中颊沟位于上颌第一磨牙的近中颊尖的远中。根据畸形发生机制的不同可分为骨性Ⅱ类错𬌗与牙性Ⅱ类错𬌗;根据前牙轴倾度的不同可分为第一分类(上颌前牙唇向倾斜)与第二分类(上颌前牙舌向倾斜)。当后牙关系一侧为远中,另一侧为中性时,为安氏Ⅱ类亚类错𬌗。

3) 安氏Ⅲ类错𬌗:磨牙呈近中关系,即牙尖交错位时下颌第一磨牙的近中颊沟位于上颌第一磨牙的近中颊尖的近中。根据畸形发生机制的不同可分为骨性Ⅲ类错𬌗与牙性Ⅲ类错𬌗。当后牙关系一侧为近中,另一侧为中性时,为安氏Ⅲ类亚类错𬌗。

(2) 错𬌗畸形川医分类法:此分类法由詹淑仪教授于1964年提出,按错𬌗畸形的临床表现进行分类,此分类广泛用于临床。

1) 个别牙错位:上、下颌牙弓及颌骨关系正常,仅个别牙错位,牙弓中间隙足够。

2) 牙列间隙:上、下颌牙弓及颌骨关系正常,仅因牙量小,牙弓中存在间隙或散在间隙。

3) 牙列拥挤:上、下颌牙弓及颌骨关系正常,仅因牙量相对大、骨量相对小,牙排列拥挤错乱。

4) 深覆𬌗:上、下颌牙弓矢状向(长度)及/或垂直向(高度)不调,或颌骨矢状向及/或垂直向不调,或两者兼有所致,按照前牙前突或内倾的情况,分为前突型深覆𬌗和内倾型深覆𬌗。

5) 反𬌗:上、下颌牙弓矢状向及/或水平向(宽度)不调,或颌骨矢状向及/或水平向(宽度)不调,或两者兼有所致,表现为前牙反𬌗和(或)后牙反𬌗。其中后牙反𬌗又包括单侧后牙反𬌗和双侧后牙反𬌗。

6) 开𬌗:上、下颌牙弓垂直向不调,或颌骨垂直向不调,或两者兼有所致,表现为前牙开𬌗,或前牙及前磨牙开𬌗,或前牙、前磨牙及磨牙开𬌗。

7) 锁𬌗:上、下颌牙弓水平向不调,或颌骨水平向不调,或两者兼有所致,后牙错位,无𬌗接触。分为:①正锁𬌗,上颌后牙舌面与下颌后牙颊面咬合;②反锁𬌗,上颌后牙颊面与下颌后牙舌面咬合。根据发生锁𬌗的部位不同,又分为单侧后牙锁𬌗和双侧后牙锁𬌗。

以上错𬌗可同时存在,如同时表现出牙列拥挤、深覆𬌗、后牙反𬌗等。

(二) 测量分析牙弓形态

1. 形态分析　从模型观察牙弓呈尖圆形、卵圆形还是方圆形;观察上下弓形是否协调。

2. 对称性分析

(1) 水平向对称性:在上颌模型上确定腭中缝位置作为参考线观察牙弓左右的形态是否对称、牙列中线与骨性中线是否一致、左右同名牙的位置有无差异,并分析不对称的机制是牙齿排列异常还是骨骼发育异常。

（2）前后对称性：测量左右同名牙到上颌结节平面（通过上颌结节最远端与腭中缝垂直的平面）的距离，判断牙齿在近远中向的对称性，分析牙齿有无近中移动。

3. 测量𬌗曲线

（1）Spee 曲线曲度：测量下颌 Spee 曲线的最低点至假想𬌗平面（切牙切缘与第二磨牙牙尖构成的平面）的垂直距离，可将直尺平置于切牙切缘和最后磨牙牙尖上，测量𬌗曲线最低点到直尺的垂直距离，将两侧测量值相加除以 2 即为 Spee 曲线曲度值。成都地区正常 Spee 曲线曲度为 2 ± 0.7mm。

（2）补偿曲线：即上颌纵𬌗曲线，在模型上观察补偿曲线与 Spee 曲线是否协调。

（3）横𬌗曲线：观察横𬌗曲线的曲度及方向，以判断后牙颊舌向倾斜度是否正常。若上颌横𬌗曲线曲度加大，说明上颌后牙颊倾，提示上颌骨宽度不足；若上颌横𬌗曲线方向凸向上，说明上颌后牙舌倾。

4. 测量牙弓长度与基骨弓长度

（1）牙弓长度：以左右第二（恒）磨牙远中面连线为底线，从中切牙近中触点至底线的垂直距离为全牙弓长度。该长度分为三段：中切牙近中接触点至左右尖牙连线的垂距为牙弓前段长度；尖牙连线至左右第一磨牙近中接触点连线的垂距为牙弓中段长度；第一磨牙近中接触点连线至左右第二磨牙远中面连线的垂距为牙弓后段长度。

（2）基骨弓长度：以左右第一（恒）磨牙远中面连线为底线，从基骨弓最前点（Downs' A 点，即中切牙唇侧黏膜移行皱襞处牙槽骨最凹点）至底线的垂直距离为基骨弓长度。

正常牙弓长度与基骨弓长度应协调。若牙弓长度明显大于基骨弓长度，前牙发生唇倾；反之前牙舌倾。

5. 测量分析牙弓宽度与基骨弓宽度

（1）上下颌牙弓宽度的测量分析：一般测量牙弓前部与后部的宽度。上颌牙弓前部宽度指左右第一前磨牙中央沟最低点连线；下颌前部牙弓宽度指左右第一、第二前磨牙颊侧邻接点的连线。上颌后部牙弓宽度指左右第一磨牙中央沟和颊沟交汇点的连线；下颌后部牙弓宽度指左右第一磨牙远中颊尖的连线。由于正常咬合时牙弓宽度测量标志点为对应咬合点，故上下颌牙弓宽度应相等。

（2）牙弓与基骨弓宽度的测量分析：一般用特制的游标卡尺测量基骨弓宽

度,即两侧第一前磨牙颊侧根尖基骨处之间的距离。正常基骨弓宽度与牙弓宽度应协调一致。

Howes 分析:测量牙量(TM),即两侧第一磨牙间 12 颗牙齿宽度总和;测量前磨牙牙弓宽度(PMD),即两侧第一前磨牙颊尖的距离;测量前磨牙基骨宽度(PMBAW),即第一前磨牙基骨弓宽度;测量基骨弓长度(BAL)。当 PMBAW/TM 约为 44%,提示基骨可容纳所有牙齿;当 PMBAW/TM<37%,提示基骨不足;当 PMBAW>PMD,提示可考虑扩弓。

(3) 利用庞特指数(Pont index)辅助判断牙弓宽度:测量 4 颗上颌切牙牙冠宽度之和;计算前部牙弓宽度的理想值为上颌切牙宽度之和乘 100 除以 80;后部牙弓宽度理想值为上颌切牙宽度之和乘 100 除以 64。

(三) 间隙分析

1. 恒牙列间隙分析

(1) 必需间隙(牙量):用游标卡尺或分规测量第一磨牙以前的所有牙齿牙冠宽度之和,即必需间隙或称牙弓应有长度。如需作全牙弓分析,则测量包括第三磨牙在内的全部牙的冠宽度,其总和为全牙弓必需间隙。

(2) 可用间隙(骨量):又称牙弓现有长度。一般沿咬合线测量第一磨牙前牙弓弧形的长度。用直径 0.5mm 的黄铜丝从第一磨牙近中接触点开始,上颌沿位置正常的前磨牙中央窝(下颌沿前磨牙颊尖)经过排列正常的切牙切缘至对侧第一磨牙的近中接触点,呈规则弧形,测量此段铜丝长度,即为基骨所能容纳牙齿排齐的可用间隙。此外,还可将牙弓分为近似平直的片段分段测量求和。一般测量 3 次取平均值。

如需作全牙弓分析,应测量至第三磨牙的远中面。当第二、第三磨牙未萌出时,应对可用间隙的增长量进行估计。预测的增量为每年 3mm(每侧 1.5mm)至女性 14 岁、男性 16 岁。以 14 或 16 减去患者年龄,结果乘以 3 可得牙弓后段可用间隙增量的个体估计值。在 X 线头颅定位侧位片上测量第一磨牙远中面到下颌升支前缘垂直于𬌗平面直线间的距离,再加上后段牙弓增量的估计值即为牙弓后段的可用间隙量。

(3) 计算牙弓拥挤度:必需间隙与可用间隙之差即为牙弓拥挤度。可用间隙大于必需间隙时可产生牙列间隙;可用间隙等于必需间隙可排齐牙列;可用间隙小于必需间隙则导致牙列拥挤。拥挤度 <5mm 为轻度拥挤;拥挤度 5~10mm 为中度拥挤;拥挤度 >10mm 为重度拥挤。

2. 混合牙列间隙分析

（1）测量必需间隙：需对混合牙列期未萌恒牙牙冠宽度进行估计。方法如下：

1）X线片预测法：根据同一X线片上放大率相同的原理估测未萌恒牙牙冠宽度。测量X线片上乳牙牙冠宽度（Ex）及其下方未萌恒牙牙冠宽度（Ux），在模型上测量相应乳牙宽度（Em），计算未萌恒牙宽度 Um= Em×Ux/Ex。此方法对错位、扭转或倾斜牙齿的预测不准确。

2）Moyers预测法：Moyers研究发现下切牙总宽度与尖牙、前磨牙总宽度呈正相关，因此可测量下切牙牙冠宽度总和来预测未萌出的尖牙、前磨牙牙冠宽度。

3）Tanaka-Johnston预测法：测量下切牙牙冠宽度总和，通过以下公式预测尖牙与前磨牙宽度：

上颌单侧尖牙、前磨牙牙冠宽度总和 = 下颌切牙牙冠总宽度的一半 +11.0mm

下颌单侧尖牙、前磨牙牙冠宽度总和 = 下颌切牙牙冠总宽度的一半 +10.5mm

（2）测量可用间隙：黄铜丝法或分段测量法同前。由于混合牙列期磨牙关系可利用替牙间隙（Leeway space）进行调整，可能引起利用间隙发生变化。如磨牙关系为远中尖对尖关系，可使下颌磨牙近中移动调整为中性关系，此时应测量左右下颌第一磨牙的前移量，并将现有牙弓长度减去前移量即为实际可用间隙。

（3）计算牙弓拥挤度：方法同前。

（四）牙齿大小协调性——Bolton指数分析

Bolton指数是上下颌前牙牙冠宽度总和的比例关系，以及上下颌牙弓全部牙齿宽度总和的比例关系，用以分析诊断牙冠宽度的协调性。方法为测量上下颌牙齿宽度，计算以下比例：

前牙比 = 下颌6颗前牙牙冠宽度总和 / 上颌6颗前牙牙冠宽度总和

全牙比 = 下颌12颗牙齿（从一侧第一磨牙到对侧第一磨牙）牙冠宽度总和 / 上颌12颗牙齿牙冠宽度总和

中国人正常𬌗的Bolton指数为前牙比（78.8±1.72)%，全牙比（91.5±1.51)%。

（五）诊断性或预测性排牙试验

对于确定拔牙矫治方案有困难的病例可采用排牙试验来协助诊断和预测疗效。方法如下：

（1）在模型上画出中线及上下颌第一磨牙咬合线。

（2）在第一磨牙前各个牙唇面进行序号的标记。

（3）将牙齿从石膏模型上切割下来并适当修整根端石膏,应避免损坏邻接触点和牙冠宽度,并保留部分牙槽骨。

（4）在模型基骨弓上放置红蜡片,将石膏牙齿依中线、殆关系及预测的牙弓形态按照 Andrews 最适咬合的六个关键(six keys)重新排列。将前牙排好后,可观察剩余间隙大小以辅助决定是否减数及支抗设计。

（六）计算机辅助模型分析

建立数字化三维模型,利用计算机辅助诊断系统进行模型分析将更加便捷与精准。

第二节　颜貌检查分析

【概述】

颜貌的均衡协调是正畸治疗的目标之一。在进行颜貌检查时,患者应处于自然头位,颌面部肌肉呈自然放松状态,双眼平视前方。检查者从正面、侧面对患者的颜貌进行三维方向上的检查。

【检查项目与分析】

1. 正面观

（1）观察正面高比例:面高三部分自上而下为:发际点至眉间点、眉间点至鼻下点、鼻下点至颏下点的距离。颜貌优美者通常具有均衡的面高三等份,即以上三部分长度基本相等,并且具有协调的面高与面宽比例。观察上唇高与唇颏高的比例,即鼻底点至上唇下缘的距离和下唇上缘到软组织颏下点间距离的比值,颜貌优美者该比值约为 1:2。

（2）观察颜貌正面观的左右对称性及宽度:包括左右眉、眼、颧突、口角和下颌角等的左右对称性。观察下颌颏部是否偏斜。颜貌优美者通常具有协调的面宽度,其面部从一侧耳廓至另一侧耳廓包括五等份,每一等份约等于睑裂的宽度。

（3）观察正面颜貌的主要平面与水平面是否平行:包括双侧瞳孔平面、口角平面、上颌牙弓平面、下颌牙弓平面、颏平面。颜貌优美者坐立平视前方时,以上平面均应与水平面平行。

2. 侧面观

（1）观察侧貌轮廓：患者坐立平视前方时，根据软组织额点、鼻底点、颏前点三者的前后向关系，其面部侧貌轮廓可分为三类：①直面型：前述三点位于同一直线上；②凸面型：鼻底点位于额点和颏前点连线的前方；③凹面型：鼻底点位于额点和颏前点连线的后方。观察额、鼻、唇、颏部在前后方向上的相对位置。

（2）观察鼻唇角：即鼻小柱与上唇前缘线之间的夹角。鼻小柱和上唇前缘的倾斜度决定鼻唇角的大小。

（3）观察鼻、唇、颏三者的前后向位置关系是否协调，可用上唇、下唇与审美平面的前后向位置关系进行评估。审美平面即鼻尖点与颏前点间的连线，颜貌优美者侧面观上唇前缘位于审美平面稍后方，下唇前缘几乎位于审美平面上。

（4）观察唇沟轮廓：自然放松状态下，上唇和下唇侧面外形轮廓略弯曲呈浅沟状，分别形成上唇沟和颏唇沟。唇沟深浅与唇肌张力、颌骨垂直向和矢状向位置有关。

（5）观察下颌角：即下颌下缘与下颌支后缘之间的夹角。该角为120°~125°时，颜貌较为协调美观。

（6）观察下颌颏部的前后向位置：是否存在下颌后缩或前突，相对于面部其他结构如额、鼻下点等是否协调。

（田　野　徐　晖）

第二章

影像学检查分析

第一节　X线头颅定位侧位片检查及 X线头影测量分析

　　X线头颅定位侧位片检查是口腔正畸临床常用的影像学检查分析方法。它主要是采用定头位、定投照距离和定投照方向,以拍摄可重复对比的头颅定位X线片,然后根据头颅定位X线片所得的影像,对牙颌、颅面各标志点描绘出一定的线距、角度、弧形进行测量分析,从而了解牙颌、颅面软硬组织的形态结构特征、相互关系和变异情况,使对牙颌、颅面的检查诊断,由表面形态深入到内部的骨骼结构中去。X线头影测量分析还可运用于人类学、法医学和考古学研究等。

　　X线头影测量学在正畸学中主要应用于研究颅面生长发育及生长预测,牙、颌、颅面畸形的分析诊断和治疗方案的设计,研究矫治前后的变化和矫治器的作用机制,外科正畸术前诊断设计和术后疗效的评价,辅助功能分析等。

一、X线头颅定位侧位片的检查

【检查项目与分析】

　　1. 体位　一般取立位,也可取坐位。头颈伸直,眼平视,两肩平行,自然放松。

　　2. 咬合　为牙尖交错位(特殊要求除外),牙轻咬,口唇颊肌自然放松,口唇及面部无异常收缩。

　　3. 定位　采用头颅定位仪,头颅定位仪上的左右耳塞与眶针三者构成一与地平面平行的恒定平面,使左右耳塞进入两侧外耳道,并轻触外耳道上缘,调整头部位置使眶针指向一侧眶下缘点(一般为左眶下缘),则患者左右耳点与眶点三者构成一与地平面平行或垂直的平面,从而排除了因头位不正而造成的误差,使测量结果有了可比性。拍照时 X 线的中心射线应通过双侧外耳道;左侧面部贴近胶片。常规用于矢状向及垂直向的评价分析。

4. 距离 X 线球管至头部距离为 150cm。头部正中矢状面至胶片的距离为 10cm,放大率小于 10%。

二、华西头影测量分析法

【概述】

华西头影测量分析法是一种综合、全面的分析方法。它从骨组织、面部垂直向、牙及牙槽、软组织侧貌等几个方面进行综合测量分析,全面系统地分析了颅 - 颌 - 牙 - 面硬软组织结构关系的变化,以明确牙颌畸形的诊断、矫治方案的设计及正畸治疗。

【检查项目和分析】

华西头影测量分析法的主要定点及参考平面见图 2-1-1。

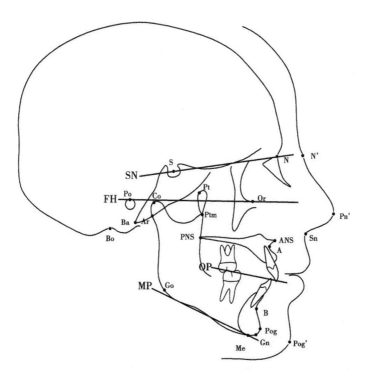

图 2-1-1 华西头影测量分析法的主要定点及参考平面

华西头影测量分析法常用测量指标及临床参考值见表 2-1-1。

表 2-1-1　华西头影测量分析法常用测量指标及临床参考值

计测项目		均值				治疗前	治疗中	治疗后
		替牙期		恒牙初期				
		男	女	男	女			
骨组织	SNA（°）	82±3	82±4	84±3	83±4			
	SNB（°）	78±3	78±4	80±3	80±3			
	ANB（°）	4±2	4±2	4±2	3±2			
	Ptm-A（mm）	44±2	42±3	46±3	45±3			
	Ptm-S（mm）	18±2	17±2	17±3	18±2			
	PP-FH（°）	4±4	4±3	5±4	4±3			
	PP-GoGn（°）	22±4	23±4	21±4	21±4			
	OP-SN（°）	22±4	24±4	19±4	19±4			
	Go-Pog（mm）	68±4	68±4	74±5	73±4			
	Go-Co（mm）	52±4	51±5	60±6	56±4			
	Pcd-S（mm）	16±3	16±2	19±3	17±3			
	SN-MP（°）	35±4	35±4	35±4	33±4			
	FH-MP（°）	28±4	30±4	29±4	28±4			
	Yaxis（°）	63±4	65±3	65±4	64±3			
	NB-PtGn（°）	88±4	87±3	87±4	88±3			
面高	N-ANS（mm）	51±3	50±3	56±3	53±3			
	ANS-Me（mm）	58±4	57±3	63±5	61±3			
	S-Go（mm）	71±4	69±6	80±6	75±5			
	S-Go/N-Me	65±4	64±4	67±4	66±4			
	ANS-Me/N-Me	53±2	53±2	53±2	53±2			

续表

计测项目		均值				治疗前	治疗中	治疗后
		替牙期		恒牙初期				
		男	女	男	女			
牙及牙槽	U1-L1（°）	121 ± 8	122 ± 8	121 ± 9	127 ± 9			
	U1-SN（°）*	73 ± 5	74 ± 6	73 ± 6	75 ± 6			
	U1-NA（°）	4 ± 2	4 ± 2	4 ± 2	4 ± 2			
	U1-NA（mm）	25 ± 5	24 ± 5	24 ± 6	21 ± 6			
	L1-NB（°）	6 ± 2	6 ± 2	7 ± 3	6 ± 2			
	L1-NB（mm）	30 ± 6	30 ± 6	32 ± 6	28 ± 6			
	FMIA（°）	54 ± 6	53 ± 6	52 ± 7	57 ± 7			
	U1-AP（°）	7 ± 2	7 ± 2	7 ± 2	7 ± 2			
	L1-AP（mm）	4 ± 2	3 ± 2	4 ± 2	3 ± 2			
	U6-Ptm（mm）	12 ± 2	11 ± 3	15 ± 3	16 ± 3			
	U1-PP（mm）	27 ± 2	26 ± 2	28 ± 3	28 ± 2			
	U6-PP（mm）	19 ± 2	19 ± 2	22 ± 2	22 ± 2			
软组织	L1-MP（mm）	38 ± 2	38 ± 2	42 ± 3	40 ± 2			
	L6-MP（mm）	31 ± 2	30 ± 2	35 ± 3	33 ± 2			
	UL-EP（mm）	3 ± 2	3 ± 2	2 ± 2	2 ± 2			
	LL-EP（mm）	4 ± 2	4 ± 2	3 ± 3	3 ± 2			
	Z-Angle（°）	67 ± 4	67 ± 5	69 ± 5	71 ± 5			
	NP-FH（°）	87 ± 2	87 ± 3	80 ± 3	89 ± 3			
	N'-Sn-Pog（°）	166 ± 5	165 ± 4	165 ± 4	167 ± 4			

*U1-SN：上颌中切牙长轴与 SN 平面的前下交角(数值据四川大学华西口腔正畸科贾孔平,1984 年)

第二节　X线正位片检查分析

【概述】

正位片即后前位片,常用于分析诊断颜面不对称畸形和面部横径生长异常的患者,也可用于分析上磨牙相对于上颌基骨的颊舌向错位,提供鼻孔的宽度等。正位片的常用分析方法有 Hewitt 三角测量分析法、Grummons 不对称分析法、Ricktts 分析法及 Sassauni 分析法,其中后两种分析法需与侧位片结合分析。

【检查项目与分析】

常用的 X 线正位片头影测量标志点包括:面部矢状中线标志点、面上部标志点、面中部标志点、下颌部标志点。

常用的正位片分析平面主要有:颧颞平面(Z-Z),颧弓平面(ZA-ZA),颧突下平面(J-J),颏下平面(过 Me 点作平行于 ZZ 平面的水平线),以及咬合平面(U6-U6)及下颌角平面(Ag-Ag)。

正位片分析垂直参考线为中线 MSR(mid-sagittal reference)。正常为从鸡冠点 Cg(或 Z-Z 水平线中点)引垂直于 Z-Z 的垂线,该垂线穿过 ANS 直至颏区。如存在头颅上部畸形,可采用自然头位时的面中部铅垂线影像确定中线。

第三节　CBCT 检查分析

锥形束计算机体层扫描(cone beam computed tomography,CBCT),其基本原理是采用锥形射线束投照,射线经患者后由平板探测器接收,扫描时 X 线发生器围绕投照体投照,将所得数据收集在计算机中重组,从而得到三维图像。CBCT 在正畸临床中主要有以下应用:

一、颞下颌关节

【概述】

CBCT 是正畸临床中观察颞下颌关节的结构和骨质改变的重要检查方法

之一。组成颞下颌关节的各结构大小、形状及间隙的变化,可引起关节功能的变化,进而引起颌骨、牙齿以及咬合的变化。采用 CBCT 扫描,对施加正畸力、矫形力或进行正颌 - 正畸联合治疗前及早发现并评估颞下颌关节进行性病变有重要参考意义;也可纵向评价颞下颌关节骨组织对下颌骨前移治疗的适应性改建变化。但是 CBCT 的密度分辨率很低,不能够显示软组织的清晰结构。

【检查项目与分析】

1. CBCT 在伴有颞下颌关节紊乱病正畸患者中的应用

(1) 关节间隙改变:关节间隙改变有两种方式:增宽和变窄。关节间隙常规的测量方法是作鳞骨裂到关节结节的一条水平连接线,再作一条通过髁突中心的垂直线,然后在垂直线的两侧分别作角平分线,可以形成提供表示关节间隙的 3 条线段,由前往后分别代表为前间隙、上间隙和后间隙。

(2) 形态改变:髁突或者关节凹、关节结节的形态改变,可以导致其功能发生相应的变化。在临床中常见形态改变主要有过小的髁突、过大的髁突、低平的关节结节、双髁突等。

(3) 骨质改变:可表现为骨质的增生,可发生在髁突、关节凹和关节结节;也可表现为骨质吸收,缺损样改变,包括凹陷状缺损、V 形缺损,甚至不规则缺损改变;伴或不伴囊样改变。关节骨质的改变对正畸临床治疗方案的制订及治疗后的稳定性有重要参考意义。

2. CBCT 在伴有关节强直正畸患者中的应用

(1) CBCT 在真性关节强直中的表现:真性关节强直根据受累关节可分为单侧关节强直和双侧关节强直两种。单侧关节强直仅累及一侧关节,因此表现为患侧颌骨畸形,下颌升支变短,乙状切迹加深,喙突伸长,下颌角膨隆,角前切迹加深。颌骨偏斜,咬合紊乱。单侧关节强直患者健侧关节基本正常,也可继发畸形。继发畸形常表现为关节间隙改变及骨质改变,有时可出现髁突双头畸形。双侧关节强直时,下颌升支短小,颏部发育不足,下颌前牙唇倾,常呈鸟嘴样畸形。

诊断要点主要有:

1) 髁突膨大及关节凹变形,关节面粗糙不平;

2) 关节间隙变窄或消失;

3) 髁突与关节凹可出现不同程度的骨密度增高,骨髓腔缩窄,此区域无正常骨小梁排列,邻近的骨质也可出现相应的增生改变;

4) 健侧关节可正常,或继发轻度畸形。

（2）CBCT 在假性关节强直中的表现：假性关节强直是指关节周围软组织，包括表层皮肤、黏膜、深层肌肉发生病变，产生挛缩，限制了髁突的运动，又称为关节外强直，这种情况下，关节本身骨性结构基本正常、关节间隙清晰。假性关节强直 CBCT 表现没有明显特征性，一般多表现为关节间隙变窄、髁突骨皮质变薄等 TMD 影像改变。

二、牙根及牙槽骨

【检查项目与分析】

1. CBCT 在评估牙根中的应用及表现

（1）牙根形态发育异常：如牙根弯曲、牙根融合。这对正畸中牙移动有重要参考意义。

（2）牙根吸收：牙根吸收分牙根内吸收及牙根外吸收。当发生牙根内或牙根外吸收时，CBCT 中可以清晰显示正常牙本质或牙根出现不规则缺损或凹陷，牙根长度或有缩短。CBCT 是临床中早期发现正畸力造成的牙根吸收并进行干预的重要依据之一。

（3）牙根牙骨质增生：对于单根牙，出现牙骨质增生时 CBCT 表现为整个牙根体积的膨大或者根尖呈球状增生。对于多根牙，牙骨质增生可局限于个别牙根。牙周膜间隙可存在或消失。

（4）牙根角度：牙根的平行度影响正畸治疗后咬合的稳定，牙根的角度评估对正畸临床有重要参考意义。

2. CBCT 在评估牙槽骨中的作用

（1）CBCT 可以在三维方向观察所有部位的牙槽骨厚度、高度及形态。牙槽骨边界状况是影响牙移动限度、牙根最终位置和角度的重要因素。口腔正畸治疗中，CBCT 可准确显示牙槽骨的厚薄及高低，为最大限度地实现牙移动中的牙槽骨改建，减少正畸牙移动的不良后果提供证据。

（2）CBCT 可清晰显示骨开窗和骨开裂。在牙移动超出牙槽骨的边界时，可能出现骨开窗和骨开裂。骨开窗的 CBCT 表现为包绕牙根的牙槽骨嵴顶完整，但在下方根面覆盖的牙槽骨出现缺损，容易发生在上颌前牙。骨开裂的 CBCT 表现为牙根颊侧或舌侧牙槽骨嵴顶开始的 V 形缺损，容易发生在下颌前牙。

（3）CBCT 是评估腭裂和牙槽突裂患者牙槽骨的有力工具。CBCT 可精确显示牙槽骨裂发生的位置，裂隙的宽度、深度、三维形态及邻近牙齿的生长发育、萌出状况,为牙槽骨裂植骨术的手术方案设计及术后评估提供非常有价值的参考。

（4）CBCT 能显示正畸临床中微种植支抗植入位置的骨质骨量。在植入微种植支抗前,CBCT 可以有效评价植入部位与邻近解剖结构间的相互关系,准确判断植入部位与上颌窦、下颌管等重要解剖结构的位置关系,最大限度地避免损伤。

三、阻生牙

CBCT 可显示阻生牙的形态及数目、位置及方向、与邻牙或周围骨组织的关系、与下颌管的关系及阻生伴含牙囊肿或牙瘤。正畸如需手术开窗牵引阻生牙,CBCT 对判断手术的难易程度以及确定手术入路有重要参考作用。

四、颌骨形态分析

上颌骨居颜面中部,左右各一,相互连接形成面中份的支架。上颌骨形态大致可分为一体四突。下颌骨由下颌体及下颌升支两部分组成,似马蹄形。CBCT 影像可以在冠状位、矢状位及轴位断层片显示上述解剖结构,为临床中诊断上下颌骨的横向、矢状向及垂直向的不调提供更精确的依据。另外,CBCT 也可以通过 3D 重建,显示上下颌骨内部的上颌鼻腭管及下颌管的走向,为正畸方案设计提供参考。

第四节　磁共振检查

【概述】

磁共振成像（nuclear magnetic resonance imaging,MRI）是通过磁场作用使人体内受检部位质子成像,并根据不同组织的质子密度所表现出的影像情况进行疾病的诊断。MRI 检查具有非侵入性且无放射损害的优点,且对关节盘等软组织具有优良的成像效果,可任意层面成像,在正畸临床中多用于颞下颌关节的诊断及疗效评价。

【检查项目与分析】

进行颞下颌关节 MRI 扫描时,T_1WI 进行横断位定位扫描;然后将扫描线垂直于下颌髁突内外径的长轴,进行张闭口位时斜矢状位 FS+T_2WI 和 FS+PDWI 的数据采集;最后将扫描线平行于下颌髁突内外径长轴,也即冠状位,T_1WI 和 FS+T_2WI 采集关节的影像。

关节盘的前带、中带及后带在 T_1WI、T_2WI 和 PDWI 上均为低信号,后带中心部分及上下关节腔表面的滑膜为中等信号。双板区为平行的低信号带,后带和双板区间可见一中等信号强度的竖线。闭口位时,后带位于髁突头 12 点的位置(后带和双板区的结合处位于 12 点的 10° 范围内);张口位时,后带位于 12 点的背侧位置。

颞下颌关节 MRI 可以观察关节结节、关节盘及髁突的位置关系。如闭口位时观察是否有关节盘前移位,开口位时观察关节盘为可复性或者不可复性移位;观察髁突运动是否正常,受限或运动过度;观察关节盘的形态是否正常,有无折叠、弯曲或增厚等;也可观察关节盘周软组织,如关节腔是否有积液,翼外肌附着有无异常等。具体诊断要点详见颞下颌关节病患者的正畸诊疗常规。

(张孟平　段沛沛)

第三章

口颌系统功能及生长发育检查分析

第一节　口颌系统功能检查分析

【概述】

口腔颌面部在人体中发挥发音、呼吸、咀嚼、吞咽和下颌运动等功能。正畸患者在治疗前需进行口颌系统功能全面的检查，以便寻找病因和制订正畸方案，主要包括发音、呼吸、咀嚼、吞咽和颞下颌关节功能的检查。

【检查项目与分析】

（一）发音功能

发音功能是口颌系统的一大重要功能，主要通过舌体的运动、正常的牙齿和舌体接触以及良好的腭咽闭合实现的。一般而言，开𬌗患者、反𬌗患者和唇腭裂患者发音功能受到的影响更为严重。临床中主要通过临床检查和(或)声音分析软件进行。

临床中可以嘱患者发"f""s""t"和"p"等音，临床医师可以通过直接听或者使用声音分析软件分析患者发音是否正常。

（二）呼吸功能

不良的呼吸功能可引起或加重错𬌗畸形，最常见的是安氏Ⅱ类1分类错𬌗畸形；反之，错𬌗畸形（如下颌发育不足）可引起呼吸道狭窄，进而严重影响患者呼吸功能。临床中对患者呼吸功能的检查主要通过临床检查和 CBCT 影像学检查完成。

1. 临床检查　主要评估患者呼吸方式，即口呼吸还是鼻呼吸。临床中常用的方法是将一块双面镜平放于患者鼻孔和口裂之间，两分钟后观察镜子的口面和鼻面是否有雾气，由此判断其呼吸方式。此外，也可将少许棉花放置于患者鼻孔前,通过观察患者呼吸时棉花是否飘动从而判断患者是否通过鼻呼吸。

2. CBCT影像学检查　对患者进行大视野CBCT检查后,对其CBCT影像学资料进行三维重建,通过重建后的三维CBCT数据测量患者鼻部和咽喉部腔道体积和横截面积,以便评估其呼吸道通畅度。

(三) 咀嚼功能

咀嚼功能是口颌系统的一个重要的功能,错𬌗畸形导致咬合不佳,可严重影响患者的咀嚼功能。咀嚼功能的评估可通过临床检查、模型分析、T-scan咬合检查以及咀嚼效率测定进行。

1. 临床检查　临床中通过口内检查患者前牙覆𬌗、覆盖和后牙尖窝交错情况,并辅助使用咬合纸检查上下颌牙列咬合接触程度。

2. 模型分析　将患者模型进行三维扫描或者直接对患者进行口内扫描,获得患者上下颌牙列以及咬合的三维数据后,通过相应三维分析软件分析患者上下颌牙列在牙尖交错位时咬合接触情况。

3. T-scan咬合检查　通过T-scan仪器可对患者咬合力、咬合高点以及咬合接触面积进行测定。

4. 咀嚼效率测定　嘱患者在一定时间内咀嚼一定质量的食物(如花生),然后将咀嚼后的食物吐出,将咀嚼后的食物通过一定空隙大小的滤网过滤,测定残留在滤网上的食物,计算出通过滤网食物的比例,即患者的咀嚼效率。

(四) 吞咽功能

在临床中主要检查患者是否存在伸舌吞咽的吞咽功能异常。让患者坐在检查者前方,嘱患者吞咽唾液或吞咽一定体积的水,观察患者吞咽时舌尖的位置。正常吞咽功能的患者在进行吞咽时,舌尖的位置在硬腭处;而伸舌吞咽的患者在吞咽时,舌尖的位置在上下颌切牙的腭(舌)侧。

(五) 颞下颌关节及下颌运动

颞下颌关节功能与正畸患者关系紧密。良好的颞下颌关节功能有助于保持正畸治疗的效果,而正畸治疗的目的是将下颌位置在静止和运动状态下保持在有利于颞下颌关节健康的位置。临床中主要是对颞下颌关节以及下颌运动进行检查。

1. 颞下颌关节　颞下颌关节的检查不仅限于颞下颌关节本身的检查,还需要对咀嚼肌进行检查。一般通过临床检查和影像学检查完成。

临床检查主要检查患者颞下颌关节区是否有压痛、4对咀嚼肌(颞肌、咬肌、翼内肌和翼外肌)是否存在压痛。

影像学检查评估患者关节动度和患者关节髁突是否存在骨关节炎。

2. 下颌运动 嘱患者缓慢由牙尖交错位开始张口至最大,记录患者最大开口度、开口型以及关节弹响、摩擦音和疼痛。

嘱患者缓慢由开口状态至闭口进而到咬合状态,以评估患者是否存在肌位牙位不一致。

嘱患者缓慢由牙尖交错位侧向运动,测量下颌侧方运动的幅度以及询问患者侧向运动是否存在疼痛。

随着三维技术的发展和在口腔领域的应用,下颌运动可通过三维仪器进行测定。这些下颌运动测定仪器将下颌运动的三维数据和 CBCT 三维数据整合后,就可以实现三维软件模拟下颌运动以及咬合板和手术殆板的制作。

第二节 生长发育检查分析

【概述】

接受正畸治疗的患者很大部分为未成年人,他们在接受正畸治疗的同时口颌系统也在发育和变化,对未成年患者生长发育检查有利于评估最佳的治疗时间以及对正畸治疗效果的预判,如上颌发育不足的患者前牵引最佳治疗时间要在患者生长高峰前期。因此,评估错殆畸形患者,尤其是尚有生长潜力的儿童和青少年患者所处的生长发育阶段对于错殆畸形的矫治设计和预后具有重要意义。通常可通过年龄、身高、性成熟特征、骨龄等来区分生长阶段。

【检查项目与分析】

(一)年龄

中国儿童女性平均在 10~12 岁进入青春生长高峰期,14 岁左右高峰期结束;男性一般比女性晚 2 年。

(二)身高

颌面的生长与全身的生长高峰期基本一致。定期记录患儿的身高,并将其绘制成身高曲线可判断生长的快慢,评估生长阶段。

(三)第二性征

由于男性第二性征不明显,一般仅用于女性。可用月经初潮作为判断指标。月经初潮绝大多数发生在青春高峰期之后。一般认为,生长高峰期先于月经初潮1年左右。

（四）骨龄

以骨骺钙化程度和某些骨的出现或形态作为判断青春期的指标,因方法简单科学、判断指标明确,是目前临床常用的方法。

1. 颈椎　通过分析X线头颅定位侧位片上第2~4椎体的形态变化,可确定骨成熟程度,评估生长阶段。第2、第3椎体逐渐从楔形变成矩形,第2椎体下缘出现凹陷提示进入青春高峰期,是功能矫形治疗开始的最佳时机。第2~4椎体下缘的凹陷逐渐加深,第3、第4椎体形态似正方形则提示青春高峰期已结束。

2. 手腕X线片　儿童手腕部特定的骨化状态与青春生长高峰期密切相关。临床中可粗略地将拇指尺侧籽骨的出现、中指中间指骨骺成帽状、钩状骨钙化作为青春高峰期的标志。而在此之前出现的中指中间指骨骺与指骨等宽、其骺的中央部分向着远中明显的形成一分界线则是开始功能矫形治疗的最佳时期。

（王　艳　龙　虎）

第四章

口腔不良习惯

第一节 舌 习 惯

【概述】

舌习惯(tongue habit)是指患者舌体形态、位置异常及功能失调引起的吐舌、伸舌和舔牙等习惯,可继发开𬌗、牙弓前突、反𬌗、深覆𬌗、深覆盖等错𬌗畸形,严重者可导致骨骼发育异常。

【诊断要点】

1. 病史　了解是否有吐舌、伸舌和舔上下颌牙的习惯,并了解发生的部位。

2. 临床表现

(1) 吐舌和伸舌习惯:吐舌和伸舌习惯会造成咀嚼肌以及口周肌力异常,导致各种错𬌗畸形,甚至骨骼发育异常。

1) 开𬌗:长期伸舌习惯会压迫局部牙弓,导致开𬌗发生,其部位与吐舌的位置有关。舌体前伸导致的前牙开𬌗间隙多呈与舌外形一致的楔形间隙;乳磨牙早失,舌体被迫适应性充满失牙缺隙以封闭口腔,可造成患侧后牙开𬌗。

2) 双颌前突:吐舌习惯推上下颌前牙前倾,可造成双颌前突。

3) 反𬌗:下颌骨可随舌体而前伸,形成反𬌗,甚至下颌前突。

4) 深覆𬌗、深覆盖:前伸的舌体可能会迫使上颌前牙唇倾,形成前牙深覆𬌗及深覆盖。后牙区吐舌习惯,舌体的压力通过影响后牙萌长而形成前牙深覆𬌗,导致后牙区的息止𬌗间隙比正常偏大。

5) 牙弓缩窄:舌前伸放于上下颌牙之间,使颊肌张力增加,导致牙弓缩窄。

（2）舔牙习惯：舔牙习惯造成唇颊肌与舌肌的肌力不平衡，导致牙齿前倾，并与具体的部位有关。舌体舔上颌前牙，使上颌前牙唇倾，导致深覆𬌗、深覆盖；舔下颌前牙，使下颌前牙前突，造成反𬌗，甚至下颌前突；同时舔上下颌前牙时，可导致双颌牙弓前突。

3. 辅助检查　通过检查舌体大小、位置以及功能，了解导致不良舌习惯的病因和发病机制。

（1）舌体解剖形态异常

1）巨舌症：口腔完全被舌组织充满，舌外周的印痕明显，前倾的切牙间有间隙，舌前伸，常伴开𬌗。真性巨舌常与某些病理条件一同发生，如黏液性水肿、呆小症、唐氏综合征、垂体巨人症等。

2）微舌症：前伸的舌尖最多只能达到下颌切牙，牙弓形态坍塌和缩小，前磨牙区严重拥挤，常伴有严重的安氏Ⅱ类错𬌗、第三磨牙阻生。

（2）舌姿势及位置：可使用一种特殊的半圆形透明刻度尺模板工具，测量舌体、舌根、舌尖、舌背在口腔中的体积。也可通过 X 线头颅定位侧位片上下颌姿势位和习惯咬合位评估舌体的相对位置的差异。

（3）舌功能：通过功能运动中直接观察记录确定舌异常功能，例如吞咽或发音时用口镜翻开唇部观察、腭动描记法、语音评估等。也可通过特殊的仪器如肌电仪、动态摄影录像、不同颌位 X 线头影测量比较、腭摄像神经生理分析、舌部超声波追踪仪等进行。由于检测条件的限制，舌肌压力目前尚未有满意的定量分析检查手段，主要仍靠临床观察记录综合分析。

【防治原则与方案】

1. 心理卫生宣教　对患儿进行心理辅导，早期阻断异常伸舌和舔牙习惯；对患儿家长进行健康宣教，帮助患儿改正不良舌习惯。

2. 舌肌功能训练　教导患者将舌头摆在正常位置并进行正确运动，可利用粘在上腭的口香糖进行舌肌上抬训练，或进行弹舌训练等。

3. 早期阻断治疗　对已形成的错𬌗畸形进行早期矫治，用带腭刺、腭网或者腭屏的活动矫治器改善舌习惯并治疗继发畸形。

4. 舌体切除术　单纯舌体肥大一般不考虑手术切除，当肥大到影响进食甚至呼吸时可考虑部分切除。

第二节　吮咬习惯及唇习惯

【概述】

吮咬习惯及唇习惯包括吮指、咬物、吮颊、咬颊、吮唇和咬唇等。婴儿期吮吸手指或者奶嘴是正常的,在乳牙列早期一般不会对牙列造成影响。但如果吮咬习惯持续到恒牙开始萌出,就可能导致错𬌗畸形,表现为上颌中切牙散开、下颌切牙舌倾、前牙开𬌗、上颌牙弓狭窄等,这些特征性的改变与牙齿受到的直接压力和下颌姿势位时唇颊部的压力模式有关。

【诊断要点】

1. 病史　患者常有婴儿期吮吸活动不足,过早断奶或缺乏与家人的情感交流,哺乳时间之外或睡眠时有吮吸手指、吮颊、吮唇等下意识的吮吸活动。大部分儿童的吸吮习惯在 3 岁以前会自然消失,若该习惯迁延至恒牙开始萌出时,则需要警惕吮咬习惯导致的错𬌗畸形。

2. 临床表现

(1) 吮指、咬物习惯:临床表现与吮咬的位置有关。吮吸手指时或咬物时,其放置的位置将下切牙压向舌侧、上切牙压向唇侧时,呈现出上颌前牙前突、开𬌗;这类患者由于上颌后下旋,颊肌力量增大,常伴上颌牙弓狭窄、腭盖高拱、下颌后缩。吮吸手指或咬物时,其放置的位置导致下颌过度前伸时,可能形成前牙反𬌗。吮指咬物局部形成的前牙开𬌗形状与吮咬的物体形状有关,吮指还能在对应的手指上查见痕迹。

(2) 吮颊、咬颊习惯:咬颊患者可在口内黏膜咬合线水平查见变白的增生性压痕线;侧方牙齿萌出不足,可见牙弓狭窄,前磨牙及磨牙牙长轴舌倾,并在相应区域形成局部小开𬌗、锁𬌗等。

(3) 吮咬下唇习惯:安静时表现为下唇位置异常,下唇嵌入上颌切牙舌面区,下唇面有牙齿压痕;在嘴唇相应区域可见牙齿压痕,局部皮肤色素沉着。

【防治原则与方案】

1. 以心理干预为主　加强家人与孩子的情感交流,进行说服教育,尽量促进孩子自行改正。

2. 在心理干预作用不明显的情况下,可以根据情况使用下面几种破除不良习惯的矫治器：

(1) 活动矫治器上附唇挡丝、腭刺、腭网、颊屏、腭屏等。

(2) 唇挡：唇挡可以附在活动矫治器上，也可与带环连接，与固定矫治器合用。

(3) 前庭盾。

第三节　吞咽功能异常

【概述】

人类正常吞咽分为婴儿型吞咽和成熟型吞咽两种。婴儿在乳牙尚未完全萌出时，吞咽时下颌前伸，舌体位于上下颌牙槽突之间；舌体通过有节律的蠕动收缩，将食物送入咽腔，在此期间不直接压迫硬腭。待乳牙完全萌出后，咬合运动逐渐稳定，此时吞咽动作发生改变，吞咽时上下颌牙咬合接触，在整个吞咽过程中均维持此状态，舌尖抵至上颌切牙腭侧的腭黏膜皱襞，同时，舌中份上抬与硬腭接触，舌后份倾斜与咽后壁相接触。舌尖对腭皱襞及上颌切牙稍有压力，并通过舌体与硬腭挤压将食物送入咽腔，此动作称为成熟型吞咽。

【诊断要点】

1. 病史　婴儿型吞咽至成熟型吞咽是一个渐变过程。若4岁之后，乳牙基本萌出，咬合较稳定时仍保留婴儿型吞咽，可视为吞咽异常。

2. 临床表现　异常吞咽时，舌尖位于前牙之间，后牙有接触，常形成前牙区"梭形"开𬌗；或者舌体两侧置于上下颌牙列之间，吞咽时舌体施压于前方及侧方牙齿，形成后牙开𬌗及咬合紊乱，口轮匝肌及颜面肌参与运动收缩，像在"做鬼脸"。

3. 辅助检查

(1) 视诊法：嘱咐患者行吞咽动作，在吞咽瞬间使用压舌板分开嘴唇确定舌体位置及状态。或者在患者吞咽时使用压舌板压住患者下唇，看患者是否可以自然吞咽，若吞咽功能异常，由于颏肌、唇肌受到妨碍，患者无法自然吞咽。

(2) 触诊法：由于正常吞咽时，牙齿有接触，颞肌可触及收缩感。嘱患者吞口水，同时用手指扪及颞肌可鉴别是否有异常吞咽。

（3）染色法：使用可食用的染色剂涂在患者上颌切牙舌侧、腭皱襞黏膜、腭中缝及第一磨牙区。嘱患者吞口水，正常吞咽时，舌尖、舌背会着色；异常吞咽时，由于舌背未接触上腭，舌尖未触及上颌前牙舌侧，舌体远中及侧方将着色或者舌尖大面积着色。该检查时间不宜过久，对于唾液过多的患者不适用。

【防治原则与方案】

1. 对于异常吞咽的患者　首先应教导患者正常的吞咽方法，以改正异常吞咽。同时配合功能性矫治器，例如：前庭盾、舌刺、舌屏等辅助患者改变异常吞咽的习惯。

2. 对唇肌功能较弱的患者　可让其做肌功能辅助训练，用棉线穿过一纽扣，将纽扣放在前庭区用唇含住，并用手牵拉棉线以锻炼唇力。此训练有助于关闭上下唇，利于异常吞咽的改正。

3. 对于已经形成开𬌗的患者　应关闭间隙以防止舌体进入间隙，造成继发性错𬌗畸形。

第四节　口呼吸习惯

【概述】

口呼吸是指上气道部分或完全被阻塞，致使气流部分或完全不经过鼻腔，经由口腔、口咽腔、喉咽腔进入下气道。由于鼻呼吸道异常，患者被迫长期部分或者全部用口呼吸。

【诊断要点】

1. 病史　是否有鼻咽部疾病以及上呼吸道感染等病史；夜间是否有睡眠张口以及打鼾现象；白天是否有嗜睡、好动、注意力不集中等现象。

2. 临床表现

（1）面部

1）正面观：鼻腔和外鼻发育不良，呈现小鼻畸形；上唇缩短、唇肌松弛、开唇露齿、唇外翻，呈现长面畸形。

2）侧面观：颏唇沟较深；上颌前突、下颌后缩；下颌向下、向后旋转。

（2）牙弓：上颌牙弓狭窄，腭盖高拱，可能表现为上颌牙列拥挤或上颌前突。

（3）𬌗关系：前牙开𬌗；磨牙呈远中关系，覆盖较深，常表现为Ⅱ类高角型畸形。

(4) 功能:嘴唇功能异常,患者下唇较宽厚,上唇较短且松弛,难以正常闭合。

3. 辅助检查

(1) 影像学检查:明确鼻、咽呼吸道是否通畅。

(2) 口呼吸检查:正常鼻呼吸时,上下唇自然闭合。深呼吸时,鼻翼会扩张,即鼻孔的大小及形态随呼吸而变化。口呼吸时,唇肌松弛,张口呼吸,深呼吸时,鼻翼形态无变化。临床常用闭唇试验、雾镜试验、棉絮法及含水试验判断患者是否存在口呼吸习惯。

【防治原则与方案】

1. 去除病因　应首先到耳鼻喉科进行诊疗,排除鼻呼吸道疾病;必要时可切除过大的腺样体和扁桃体,待鼻呼吸道通畅后,再酌情进行矫治。

2. 早期阻断性治疗　若患者畸形尚不严重时,首先应教育其用鼻呼吸;同时,医师可使用前庭盾、不透气的特质口罩配合唇肌功能训练以改正患者口呼吸习惯。

3. 口呼吸导致的牙颌面畸形治疗

(1) 上颌牙弓狭窄的治疗:恒牙早期的牙弓狭窄,可以采用快速螺旋扩弓器;恒牙晚期及成年后的牙弓狭窄,借助外科辅助快速扩弓,扩弓达到预期效果后,应留置扩弓器在口中至少 3 个月,以稳定扩弓效果。

(2) 上颌发育不足的治疗:对于生长发育期的患者,可采用前牵引的方法,若效果不佳,可待成年后行正颌手术治疗。

(3) 上颌垂直向发育过度(开唇露齿)的治疗:轻度者可适当压入上颌前牙并配合唇肌训练;严重者正颌 - 正畸联合治疗。

(4) 下颌发育不足的治疗:对于生长发育期患者,可采用功能矫治器配合上颌快速扩弓。对于已过快速生长期的患者,可待成年后行正颌 - 正畸联合治疗。

第五节　偏侧咀嚼习惯

【概述】

偏侧咀嚼是一种常见的由多种因素引起的口腔不良习惯。多为一侧后牙疾病、颞下颌关节疾患、单侧乳磨牙早失、单侧后牙锁𬌗等导致,也可由心理因素引起。长期偏侧咀嚼会导致牙列和颌面部骨骼的不对称,以及面部肌肉和软组织不对称,常表现为颜面左右发育不对称、下颌向健侧偏斜、下颌牙列中线也偏向健侧,可破坏𬌗、肌肉和颞下颌关节之间的稳定状态,且对咀嚼肌的功能造成一定影响。

【诊断要点】

1. 病史　单侧后牙龋坏疼痛或一侧牙为残根、残冠,一侧乳磨牙早失,单侧后牙锁𬌗。

2. 临床表现

(1) 面型:面颊部左右侧不对称,咬合时下颌偏向健侧,颏点及中线向健侧偏斜。

(2) 磨牙关系:双侧磨牙关系不对称,可能在矢状向表现为一侧中性或一侧远中,或一侧近中一侧远中;并常伴随有后牙横向关系不调。偏侧咀嚼时,下颌牙弓经常向咀嚼侧运动,牙弓不对称,咀嚼侧后牙有时形成对𬌗,甚至反𬌗,牙弓向咀嚼侧旋转,逐渐使咀嚼侧趋于远中关系,废用侧趋于近中关系,下颌前牙的中线逐渐向咀嚼侧偏移可形成单侧反𬌗。

(3) 下颌骨:不对称的咀嚼肌力使下颌骨发生了旋转继而导致其变化;长期的偏侧咀嚼使咀嚼侧下颌升支、下颌体长度均小于废用侧,从而导致下颌骨的长度和对称性发生变化。咀嚼侧髁突经常处于转动状态,而废用侧髁突则处于滑动状态,使对侧髁突生长速度大于偏斜侧,导致下颌位置偏斜,下颌体长度产生变化,表现为左右不对称。

(4) 咀嚼肌:长期偏侧咀嚼使咀嚼肌活动不对称,咀嚼侧咀嚼肌肌纤维密度代偿性增大,临床表现为咀嚼肌丰满;而废用侧肌肉萎缩,加重了面部不对称畸形。

(5) 颞下颌关节紊乱症状:习惯性偏侧咀嚼患者均伴有单侧或双侧颞下颌关节周围肌肉痉挛性疼痛。由于长期偏侧咀嚼造成咀嚼侧关节负荷过重,髁突向上、向后移位;废用侧长期滑动,引起关节囊松弛和髁突向下、向前移位,髁突在关节凹位置非对称性改变加重了异常,势必引起双侧咀嚼肌共济平衡作用失调,导致肌肉紧张、痉挛,从而产生一系列关节紊乱症状。

(6) 牙体牙周症状:废用侧的牙齿因无咀嚼的自洁作用,使得牙垢、牙石堆积而易发生龋病和牙周病。一侧后牙的𬌗面及邻面堆积有大量牙垢、牙石,常提示有偏侧咀嚼的可能。

3. 影像学检查

(1) 全口牙位曲面体层 X 线片(俗称全景片):废用侧下颌骨体长度大于咀嚼侧。

(2) X 线头颅正位片:咀嚼侧下颌角点至面中线的距离大于废用侧。

【防治原则与方案】

1. 去除病因 定期检查口腔,尽早治疗乳牙列的龋齿,拔除残根残冠,去除𬌗干扰,修复缺失牙。

2. 双侧咀嚼训练 对于已有偏侧咀嚼不良习惯的患者,还需采用心理矫治法,讲清不良习惯的危害,教导其有意加强废用侧牙的使用,进行双侧咀嚼肌的训练。这样不但可以矫正偏侧咀嚼的不良习惯,还可以改善颜面不对称的畸形。

3. 相关错𬌗畸形的矫治 对于生长发育期患者,如已形成单侧后牙反𬌗,可以使用活动矫治器开展牙弓,解除后牙反𬌗;如患者恒牙已完全萌出,应根据错𬌗的情况,尽早进行恢复正常咬合运动轨迹及生理刺激的一般常规矫治(治疗参见第十章)。

4. 颞下颌关节紊乱的治疗(参见第十五章)。

(李 娟)

第五章

替 牙 障 碍

第一节　乳牙早失及恒牙早失

一、乳牙早失

【概述】

乳牙早失是乳牙在正常替换前因龋坏、外伤、医师处理不当等原因引起的乳牙数目异常。乳牙是儿童的咀嚼器官,在引导恒牙萌出,保持牙弓长度,促进颌骨发育及维持正常颌间关系上起重要作用。因此,保护乳牙至关重要。乳牙早失会影响正常咀嚼,可导致颌骨发育异常,影响恒牙胚的正常萌出,且常造成牙齿错位、牙列拥挤。

【诊断要点】

1. 临床表现

(1) 下颌乳尖牙早失:可导致下颌切牙向远中移动,牙弓前移缩窄,使上下颌牙弓大小不协调,常造成深覆𬌗。

(2) 个别乳磨牙早失:常由乳磨牙龋坏未治疗而形成残冠、残根导致乳磨牙早失。乳磨牙早失后,第一恒磨牙向近中移动,会导致后继前磨牙萌出时间隙不足而错位。

(3) 多数乳磨牙缺失:常常影响儿童的咀嚼功能,妨碍颌骨正常发育,并造成单侧咀嚼或前伸下颌用切牙咀嚼的习惯,可造成单侧后牙反𬌗或前牙反𬌗。

2. 辅助检查　口内检查发现乳牙缺失,X 线片检查显示后继恒牙牙根尚未发育或牙根形成不足 1/2,牙冠𬌗方有较厚的骨质覆盖即可诊断为乳牙早失。

【治疗原则与方案】

1. 间隙维持　适用于 1 颗或多颗乳牙早失,牙弓长度有缩小趋势,后继恒牙存在,但其萌出时间估计在 6 个月以上者。间隙维持可选择丝圈式间隙维持器、固定舌弓式间隙维持器、部分义齿式间隙维持器等。

2. 间隙恢复　适用于 1 颗或多颗乳牙早失,第一恒磨牙已近中移动或前牙已舌倾,预计间隙恢复后可有足够的间隙用于牙列正常替换和调整者。常用的有唇挡、舌弓等。

二、恒牙早失

【概述】

常见原因多为龋坏、外伤、医师处理不当而过早拔除等。临床中多因外伤造成前牙缺失;因龋坏造成第一恒磨牙缺失;因医源性错误拔除上颌尖牙或下颌前牙。

【诊断要点】

1. 临床表现

(1) 恒切牙早失:切牙早失后,缺隙两侧的牙会向缺隙处倾斜、移动,从而使上下颌中线不齐、上下颌咬合关系紊乱。

(2) 第一恒磨牙早失:邻牙向缺隙倾斜、移动,导致咬合关系紊乱,对颌牙伸长,影响下颌功能运动。

2. 根据口腔检查、拔牙史或牙外伤史、X 线片,可准确地诊断恒牙早失。

【治疗原则与方案】

1. 开展间隙,义齿修复　主要用于切牙缺失。如果患者本身需要常规的正畸治疗,应考虑早失的恒牙,进行正畸治疗。如果患者不进行常规正畸治疗,需要考虑开展间隙,义齿修复。此方法适用于邻牙未移位或者移位较少,其他牙齿关系正常者。

2. 关闭间隙,用邻牙代替失牙　多用于第一恒磨牙早失。

第二节　乳牙滞留

【概述】

乳牙滞留是指继替牙已萌出而未能脱落的乳牙,或者恒牙未萌出,但保留在恒牙列中的乳牙。常见病因有:恒牙胚位置异常、埋伏阻生、萌出道异常;恒牙胚先天缺失;乳牙严重龋坏致根尖周感染,进而造成牙根粘连;某些全身性疾病,如佝偻病、侏儒症等。

【诊断要点】

1. 临床表现 混合牙列期时,最常见的是下颌乳中切牙滞留,恒中切牙于舌侧萌出,乳牙滞留于唇侧。上颌侧切牙舌侧萌出、上颌尖牙唇侧萌出而相应的乳牙未换。第一乳磨牙的残根或者残冠滞留于第一前磨牙的颊侧或者舌侧。因恒牙胚先天缺失或者埋伏阻生,第二乳磨牙易滞留。

2. 已达到替换时期尚未替换的乳牙,且该乳牙的继替牙已萌出。或者因继替牙胚缺失、固着等原因,乳牙滞留于恒牙列当中。

【治疗原则】

1. 拍摄 X 线片,确认有相应牙胚存在时,应尽早地拔除滞留乳牙,以便恒牙自行萌出调整位置。

2. 下颌乳切牙滞留,因为舌肌的活动,下颌恒切牙舌侧萌出时,应拔除滞留下颌乳切牙。舌向错位的下颌切牙一般能向唇侧调整到正常位置。

3. 上颌侧切牙舌侧萌出时,如与下切牙建立咬合关系,并形成反𬌗时,需要矫治。

4. 上颌尖牙错位萌出一般需要矫治。

5. 拔除滞留乳磨牙后,应密切观察后继恒牙萌出情况。如前磨牙牙根已形成,但又无法自行萌出时,应根据患者的情况考虑是否进行正畸治疗。

第三节 恒牙早萌

【概述】

恒牙早萌是在替牙时期,恒牙过早萌出。此时恒牙牙根刚开始形成或尚未完全形成,易受外伤或因感染导致脱落。大多是因为乳牙根尖周感染,导致恒牙胚周围骨质破坏,使恒牙过早萌出。

【诊断要点】

早萌的恒牙常出现松动,常伴有釉质矿化不良或釉质发育不全。恒牙早萌可通过临床检查和 X 线片直接确诊。

【治疗原则】

1. 防止恒牙早萌的重要环节是控制乳牙根尖周炎症。

2. 根据早萌牙的松动情况,以及对颌牙的萌出情况决定是否进行阻萌。如果早萌牙松动不明显,则可不阻萌;如果对颌牙缺失,为防止早萌牙过长,可制作阻萌器。

3. 对早萌牙应进行局部涂氟,预防龋病的发生。

第四节 恒牙迟萌

【概述】

恒牙迟萌常见原因包括上颌乳切牙过早脱落,患者习惯用牙龈咀嚼,局部牙龈角化增生,使得恒牙萌出困难;乳磨牙早脱之后邻牙向缺隙处倾斜移位,使间隙不足导致恒牙阻生;乳磨牙牙根根尖周炎导致牙根与牙槽骨粘连,妨碍后继恒牙萌出;恒牙胚错位或者恒牙萌出位置异常,阻碍其他恒牙萌出;囊肿、牙瘤、额外牙等阻碍恒牙萌出;全身性疾病如甲状腺激素分泌不足等。

【诊断要点】

恒牙在应萌出的时期未萌出,且对侧同名恒牙已萌。

【治疗原则】

1. 消除阻碍恒牙萌出的因素,尽早拔除滞留的乳牙、残根、残冠、额外牙,摘除牙瘤、囊肿。

2. 如果恒牙牙根已形成 2/3 以上,且萌出力不足时,可使用外科手术开窗,暴露牙冠后使用橡皮圈或者弹力线逐渐牵引至正常位置。

第五节 额外牙

【概述】

额外牙又称多生牙,是正常牙列以外的牙齿。遗传被认为是额外牙发生的一个重要致病因素,许多病例报告显示同一家族中有多个成员发生额外牙;额外牙也是唇腭裂和颅骨锁骨发育不全综合征等疾病的临床表现之一。

【诊断要点】

1. 临床表现

(1) 乳牙列中额外牙罕见,多见于混合牙列及恒牙列,发生率为混合牙列>恒牙列>乳牙列,混合牙列额外牙发生率为 0.3%~3.8%。在上颌发生率是下颌的 8 倍。在腭裂、牙槽突裂患者中额外牙的发生概率可高达 37%。

(2) 额外牙最常见的位置是正中额外牙,位于上颌 2 颗恒中切牙之间,也可以发生于前磨牙区及磨牙区,可萌出于口腔内,也可埋伏于颌骨内。约有 1/4 的额外牙埋伏于颌骨内不能萌出,颌骨内的额外牙常见明显的牙轴异常,甚至发生冠根倒置。

(3) 额外牙形态变异较多,可分为发育完整型和发育不足型。发育完整型额外牙与正常牙齿形态相似;发育不足型额外牙以锥形、钉形较为多见,有时为不规则形。

(4) 额外牙常常导致恒牙的发育和萌出障碍,以及乳牙滞留、邻牙扭转、牙间隙等。额外牙还可以造成相邻牙根的吸收,或形成滤泡、含牙囊肿。部分额外牙可萌出于鼻腔、上颌窦内,出现相应症状,萌出于上颌前牙区则影响美观。

2. 辅助诊断 通过 X 线片、全景片、CBCT 可准确作出诊断。

【治疗原则与方案】

1. 已萌额外牙应尽早拔除,以便恒牙自行调整位置。自行调整困难者可考虑进行矫治。

2. 对于形态、大小、位置、牙根正常的额外牙,相应恒牙位置异常或者严重龋坏,可考虑保留额外牙而拔除恒牙。

3. 阻生于牙槽骨中的额外牙如果影响恒牙的发育、萌出、排列,应在不损伤牙胚的情况下尽早拔除。

4. 阻生于牙槽骨中的额外牙,对于已经压迫恒牙,造成牙根吸收,以及形成囊肿者,应尽早拔除。如果阻生牙位置较高,不压迫牙根,不妨碍恒牙胚的发育及萌出,同时外科手术拔除难度较大时,可以定期观察,暂时不做处理。

第六节 牙 缺 失

【概述】

除第三磨牙外,一个或多个牙胚发育不足,不能分化形成牙齿称为牙缺失。多见于恒牙列中,其发生率约为 2.3%~6%。乳牙先天缺失的情况较少见。遗传因素、乳牙根尖周感染破坏恒牙胚、外胚叶发育不全综合征、某些系统性疾病如佝偻病和梅毒等是牙缺失的常见病因。

【诊断要点】

牙缺失最常见的部位为下颌切牙,其次为上颌侧切牙、下颌第二前磨牙和上颌第二前磨牙,最少见的部位是第一恒磨牙。女性发生率高于男性,比例约为 3∶2。牙缺失可单侧发生也可以双侧发生,双侧缺失多见。下颌侧切牙以单侧缺失为主;上颌侧切牙以双侧缺失为主;第二前磨牙的缺失可以是单侧也可以是双侧。

如果先天性牙缺失伴有邻牙移位,常常造成牙弓长度变短,使上下颌牙弓不协调。下颌切牙缺失可导致下颌牙弓前段缩短,引起深覆𬌗、深覆盖。前磨牙缺失可能导致磨牙关系异常。单侧缺牙可能导致中线偏斜。

根据患者的拔牙史、外伤史、口内检查、全景片可以准确地诊断牙缺失。

【治疗原则与方案】

牙缺失的治疗原则是恢复咀嚼功能,保持良好咬合关系。

1. 缺牙数目较少,对牙列的形态和美观影响不大时,可不做处理。

2. 缺牙数目较多时,可以制作活动义齿,恢复咀嚼功能,促进颌面部骨骼发育。儿童患者的义齿一般需 1 年一换,以免妨碍儿童的颌骨发育。

3. 上颌侧切牙缺失时,可将恒尖牙近中移动到侧切牙的位置,然后对尖牙牙冠进行调磨改形替代缺失的侧切牙。若邻牙未移位或者移位较少,也可行义齿修复。

4. 前磨牙缺失,滞留乳牙牙根未吸收时,可保留乳牙以维持牙列的完整性,以便行使良好的咀嚼功能,待乳牙脱落后再行修复治疗。如果乳牙松动脱落,可考虑用邻牙代替缺失牙,关闭缺失间隙。

5. 减数或者减径对颌牙,使上下颌牙弓协调。

(周 力 廖丽娜)

第六章

阻 生 牙

【概述】

阻生牙是因骨、邻牙或纤维组织阻挡而不能萌出到正常位置的牙齿。轻度阻生可造成牙萌出延迟或错位;严重阻生可造成骨内埋伏牙。阻生牙发生率由高到低分别为:下颌第三磨牙、上颌第三磨牙、上颌尖牙、下颌/上颌第二前磨牙、上颌中切牙。

【诊断要点】

1. 病史　前牙阻生的患者多因美观问题就诊;后牙阻生的患者多在口腔治疗拍摄全景片检查后发现。

2. 病因　阻生牙可由系统或局部因素造成,临床中需有针对性的进行相关询问。系统病史包括先天性疾病、营养不良、急慢性传染病、发热性疾病、内分泌紊乱、维生素 D 缺乏等。局部病史包括额外牙、牙瘤、牙源性肿瘤或囊肿、局部骨质致密、牙龈组织增生肥厚、乳牙根尖周炎、外伤、乳牙龋病感染造成的乳牙滞留或早失等。

3. 临床检查

(1) 视诊:观察牙列发育与患者年龄是否协调;是否存在乳牙滞留,以及不应有的牙列间隙;缺牙部位是否有黏膜膨隆;邻牙是否出现位置异常,比如上颌尖牙近中水平阻生易压迫上颌恒侧切牙的牙根,导致其牙冠长轴向远中倾斜。

(2) 触诊:部分阻生牙可在阻生部位触及牙尖或切缘,以及骨异常的膨隆。若出现乳牙滞留,可检查乳牙松动度,以推测阻生恒牙是否可能正在萌出。

4. 影像学检查　一般通过全景片结合根尖片对阻生牙的数量以及大致的位置等进行初步诊断。如需开窗牵引或拔除阻生牙,则最好采用CBCT检查,以便对阻生牙进行三维方向的定位,提高外科手术的精准性。

【治疗原则与方法】

1. 阻生牙的治疗原则

(1) 若正畸方案需要保留该阻生牙,则外科开窗,待其自行萌出或正畸牵引助萌;若牵引失败(如粘连牙),则采用种植修复或利用其他多余牙(如智齿)进行自体牙移植。

(2) 若正畸方案需要保留该阻生牙,但预计牵引时间过长,也可选择该阻生牙的自体牙移植。

(3) 若正畸方案需要拔牙,则根据牵引难度和预后综合分析后,考虑是否直接拔除该阻生牙,关闭间隙。

(4) 对于低位阻生,不影响正畸治疗和邻牙健康的埋伏牙,可不予治疗,定期观察。

2. 外科开窗后正畸牵引阻生牙的治疗流程

(1) 扩展间隙:阻生部位多有萌出间隙不足,需先利用矫治器开展足够间隙并维持。

(2) 外科开窗:对阻生牙的开窗需要考虑多方面因素。

1) 排齐后牙龈美观:正常牙齿建立萌出通道时需要穿过附着龈,如果直接通过黏膜可能会造成牙周美观问题与健康问题;

2) 适宜的暴露量:暴露量太少不利于正畸附件粘接,太多则更大的可能会造成牙龈萎缩和骨组织的丧失。

(3) 附件粘接:外科开窗暴露后开窗部位有渗血和出血影响粘接效果,可用棉球蘸取少量肾上腺素后轻压创口,减少渗血。根据选择的牵引方式粘接不同类型的附件,常用附件为带链纽扣。牵引时结扎丝可从链孔处穿过,方便加力。

(4) 正畸牵引:阻生牙的正畸牵引原则是通过各种牵引方法使阻生牙尽早萌出。其牵引方式多样,如橡皮链、弹力线、Ni-Ti 丝等。正畸牵引时若阻生牙靠近邻牙根部,还需注意避让牙根。牵引力量应持续轻柔,不超过 100g。牵引不宜过快,以免引起附着龈丧失、龈退缩以及边缘牙槽骨吸收。

(5) 正畸排齐:当阻生牙被牵引萌出至接近咬合面时,可将附件更换为托槽,常规排齐。

3. 常见阻生牙的牵引方法

(1) 阻生上颌尖牙的牵引:上颌尖牙的正常萌出年龄为 11~13 岁,如果患者在 10 岁左右,乳尖牙并未松动,尖牙无萌出迹象等,则可能发生阻生。诊断明确后应尽早拔除滞留乳尖牙,开辟间隙,开窗牵引。多借助特殊设计的弹簧施加萌出力,包括经典的 Ballista 簧、多用臂(专利号:ZL 201120268338.7,发明者李宇等)、横腭杆焊接弹性臂等。也可以下颌牙列作为支抗进行颌间牵引提供殆向牵引力。

(2) 阻生上颌中切牙的牵引:上颌中切牙的萌出时间一般为 7~8 岁。如果上颌左右中切牙的萌出时间相差超过 4~6 个月,则应及时检查,明确阻生后,应尽早开窗牵引,以利于牙根发育。手术常从唇侧开窗,如果位置表浅,可切开牙龈后直接粘接托槽;如果位置较深,则可选择 U 形转移龈瓣开窗术。对于水平阻生甚至倒置阻生的中切牙,附件粘接应尽量靠殆方。其牵引施力方式与上颌阻生尖牙类似。需特别注意的是,上颌中切牙对美观影响较大,正畸排齐后应留意其牙龈状态,必要时进行牙龈成形术。对于出现冠根成角、根尖孔闭合、畸形短根的阻生上切牙,在评估利弊后直接拔除也是一种选择。

(3) 阻生下颌第二磨牙的牵引:下颌第二磨牙多以近中阻生常见。阻生较轻时,可采用分牙圈或分牙簧放置于第一磨牙和第二磨牙之间,利于自行萌出。对严重近中阻生且牙根已基本发育完成者,应加力使第二磨牙向远中竖直。对于埋伏较深的下颌第二磨牙,可下颌升支前缘植入支抗钉,以其为支抗施加远中及殆向牵引力。对于有少量牙冠暴露的第二磨牙,可用不锈钢圆丝弯制双曲弹簧节段弓,以邻牙为支抗,作用于下颌第二磨牙上粘接的附件施加远中竖直力。一旦颊面暴露足够,第二磨牙应尽快粘接颊面管,常规通过弓丝和推簧继续竖直。

4. 粘连牙的治疗方法　粘连牙的发生多与原发性萌出障碍或创伤有关,正畸牵引力对其基本无效。临床治疗过程中遇见粘连牙时,可尝试外科开窗暴露牙冠,手术谨慎脱位,按阻生牙治疗方式进行正畸牵引。也有报道可手术松脱粘连牙周围骨块后牵引骨块。若不能牵引至正常高度,则以修复体修复。另一种选择为脱位粘连牙后直接移植到目标位置,按照外伤牙的治疗方式对其进行固定,降低咬合,直至稳定。

(李宇　叶瑞)

第七章

牙 列 拥 挤

【概述】

牙列拥挤是最常见的错𬌗畸形,它可单独存在,也可伴随其他错𬌗畸形,前者被称为单纯拥挤;后者被称为复杂拥挤。在诊断和制订矫治计划时,应区别对待单纯拥挤与复杂拥挤,以便于在治疗中制订计划和估计预后。

【诊断要点】

牙列拥挤除牙齿排列不齐,影响功能和美观外,还常常导致龋齿、牙周病及颞下颌关节异常的发生,并影响心理、精神健康。

(一) 单纯拥挤

单纯拥挤是指由于牙体过大、乳牙早失、后牙前移、替牙障碍等原因造成牙量与骨量不调(牙量过大或牙弓骨量不足)所致的拥挤。

单纯拥挤的诊断主要依据石膏模型的牙弓拥挤度(分类详见第一章)测量。常用的牙弓测量分析一般针对第一恒磨牙之前的牙弓拥挤度,后段牙弓常常因间隙不足发生第三磨牙阻生、第二磨牙错位、后牙反𬌗和锁𬌗,后牙弓段拥挤还影响正畸疗效的稳定性。因此,临床中需重视后段牙弓间隙的分析。在模型计测中,除牙量不调(拥挤量)的计测外,还应加入 Spee 曲线曲度、切牙唇倾度等因素的评估,即牙弓内所需间隙 = 拥挤度 + 平整 Spee 曲线所需间隙 + 矫正切牙倾斜度所需间隙等。一般而言,牙弓平整 1mm,需要 1mm 间隙;切牙唇倾 1mm,则可提供 2mm 间隙。此外,Bolton 指数的计测可了解上下颌牙量比是否协调,明确牙量不调的部位;Howes 值的计测可确定患者的根尖基骨是否能容纳所有牙齿;并以此全面预测其切牙及磨牙重新定位的可能位置及关系,预测牙弓形态改变及支抗设置时可能获得的间隙量。而头影测量结合颜面分析,则可以判明肌肉及咬合功能是否异常,特别是唇的长短、形态、位置和肌张力是否能容纳牙排齐后的牙弓空间变化量,是否能达到较满意的面容,这对预后非常重要。最后,综合分析决定采用非拔牙还是拔牙矫治,这是拥挤治疗的关键。

（二）复杂拥挤

复杂拥挤是指合并有牙弓及颌骨发育不平衡,唇舌功能异常或咬合功能障碍失调的牙列拥挤畸形。在这类拥挤中,除由于牙量、骨量不调可造成牙列拥挤外,颌骨生长发育异常导致的牙齿代偿移位,更加重了拥挤程度。因此,在诊断中首先应确定治疗骨骼发育异常对拥挤的影响及预测生长可能导致的进一步拥挤。结合模型使用 X 线头影测量分析,特别是 Tweed-Merrifield 的间隙总量分析法、Steiner 的臂章分析和综合计测评估表以及 Ricketts 的治疗目标直观预测（VTO）对这类拥挤的诊断和治疗设计很有帮助。

【治疗原则与方法】

牙列拥挤的治疗是应用扩展牙弓长度和宽度、功能矫治器刺激颌骨生长、牵张成骨促进牙槽骨生长等增加骨量或(和)应用邻面去釉、拔牙、矫治扭转牙等减少牙量,使牙量和骨量趋于协调,同时兼顾牙、颌、面三者之间的协调性、稳定性及颜面美观。

（一）单纯拥挤的治疗

1. 轻度拥挤　扩大牙弓,增加骨量。若伴有骨或牙弓前突,要考虑减数。扩弓法包括长度扩展和宽度扩展,是增加骨量的主要措施。

（1）长度扩展:主要包括推磨牙向远中和切牙唇向移动。

1）推磨牙向远中:适用于上颌牙列轻、中度拥挤;第二乳磨牙早失导致第一磨牙近中移动,磨牙呈轻度远中关系;上颌结节发育良好,第二恒磨牙未萌,且牙根已形成 1/2,无第三磨牙或已拔除的患者。

磨牙远中移动常用的方法包括:

① 口外弓:口外弓附螺旋弹簧配合口外牵引,12~14 小时 / 每日,300g 左右的力推磨牙向远中可获得较多的间隙,但应根据患者的面部垂直向发育调整牵引方向。

② 活动矫治器:活动矫治器采用分裂簧或螺旋扩大器推磨牙向远中,其反作用力使切牙唇向移动。

③ 腭侧固定矫治器:最常用的钟摆式矫治器是由 Nance 腭托增加支抗,及插入推磨牙向后的弹簧曲远移磨牙。

④ 舌侧的弹簧。

⑤ 微种植体:局麻下将微种植体植入下颌支前缘或下颌体(上颌颧牙槽

嵴根部、腭部等),种植体与骨发生骨整合效应形成骨支抗单位。如第三磨牙存在应拔除,为磨牙远移提供间隙。牙列排齐后用 0.019 英寸 × 0.25 英寸不锈钢丝和螺旋弹簧推磨牙向远中,第一前磨牙与种植体紧结扎增强支抗。

⑥ 无托槽隐形矫治器:由于牙套包裹作用较好,临床中推磨牙远中移动效果优于单纯传统矫治器。

2) 切牙唇向移动:适于切牙较舌倾,覆𬌗较深,上下颌骨与牙槽骨无前突、唇形平坦的病例。多采用固定矫治器,也可用活动矫治器及唇挡等。

(2) 宽度的扩展:牙列拥挤的患者牙弓宽度比无拥挤者狭窄,采用扩大基骨和牙弓宽度的方法可获得一定间隙供拥挤错位的牙排齐,并能保持效果的稳定。

牙弓宽度的扩大有以下方法:

1) 功能性扩展:对轻度或中度牙列拥挤伴颌弓宽度不足者,可采用功能性扩展。多用功能调节器或下唇挡达到目的。牙弓外面的唇颊肌及其内面的舌体对牙弓 - 牙槽弓的生长发育及形态,牙齿的位置起着重要的调节和平衡作用。功能调节器(FRI)由于其颊屏消除了颊肌对牙弓的压力并在舌体的作用下使牙弓的宽度增加。此外,唇挡、颊屏等对移行皱襞黏膜的牵张也可刺激牙槽骨的生长,采用此种方法通常需要从混合牙列中期开始治疗并持续到生长发育高峰期结束。

2) 正畸扩展:扩弓矫治器加力使后牙颊向倾斜移动可导致牙弓宽度的增加。常用于牙弓狭窄的青少年及成人。扩弓治疗每侧可获 1~2 mm 间隙。常用唇侧固定矫治器为:增加弓丝宽度,也可在主弓丝上配合直径 1.0mm 不锈钢丝形成的扩大辅弓(如 Malligan 骑师弓);还可根据患者颌弓、牙弓大小、腭盖高度、需要扩大的部位及牙移动的数目选用不同形状、大小、数目的扩弓簧,放置在舌侧基托一定位置的活动矫治器、舌侧螺旋扩大器及附双曲舌簧扩大矫治器达到治疗目的。

3) 矫形扩展:上颌骨狭窄,生长发育期儿童(8~15 岁)通过打开腭中缝,使中缝结缔组织被牵张产生新的骨组织,增加基骨和牙弓的宽度。患者年龄越小,新骨沉积越明显,效果越稳定。成年患者必要时配合腭中缝松解术或颊侧骨皮质切开术。

4) 局部开展:对个别牙错位拥挤的病例,可在拥挤部位相邻牙齿之间用螺旋推簧进行局部间隙开拓,排齐错位牙,注意增强支抗。

2. 中度拥挤 根据所需要间隙量、患者年龄、生长发育潜能、颌骨发育情况、有无遗传因素等采用扩弓、拔牙或邻面去釉等方法。若患者年龄小、颌骨发育正常、无遗传因素、所差的间隙即拥挤度在I度左右时,可考虑做扩弓处理。若属于Ⅱ~Ⅲ度,则应考虑拔牙减数治疗或邻面去釉。邻面去釉应严格掌握适应证和遵循正确规范的操作程序。每颗牙齿单侧邻面去除釉质的厚度仅为 0.25mm,而不是 1mm 或更多,在 2 颗第一恒磨牙之间邻面去釉共可获得 5~6mm 的牙弓间隙。

(1)邻面去釉的适应证

1)轻中度拥挤,不宜拔牙的低角病例;

2)牙齿较大或上下颌牙弓牙齿大小比例失调;

3)非龋病好发者。

(2)邻面去釉的治疗程序

1)固定矫治器排齐牙齿,使牙齿之间邻面接触关系正确;

2)根据拥挤或前突的程度确定去釉的牙数,去釉的顺序从后向前;

3)使用片切砂片松解牙齿邻面(忌用砂针进行片切);

4)以砂片能轻松放入邻牙间判断去釉量;

5)操作时需保护牙龈和颊、舌软组织,去釉面需涂氟。

3. **重度拥挤** 一般考虑拔牙矫治。

(1)**考虑因素**:在诊断中通过模型和 X 线头颅定位侧位片进行全面分析。在决定拔牙方案时应考虑以下因素:

1)牙齿拥挤度:每 1mm 的拥挤,需要 1mm 间隙消除。拥挤度越大,拔牙的可能性越大;

2)牙弓突度:前突的切牙向舌(腭)侧移动,每内收 1mm,需要 2mm 的牙弓间隙;

3)Spee 曲线的曲度:前牙深覆𬌗常伴有过大的 Spee 曲线,为了矫治前牙深覆𬌗,需使 Spee 曲线变小或整平,其需要额外间隙;

4)支抗设计:根据前牙数量,牙列拥挤量及磨牙关系调整等情况,严格控制磨牙前移量,采用强支抗(即后牙前移应控制在拔牙间隙的 1/4 以内)、中度支抗(后牙前移的距离为拔牙间隙的 1/4~1/2)、弱支抗(后牙前移的距离为拔牙间隙的 1/2 以上)。

5)牙弓间宽度不调:上下颌牙弓间牙量不调或 Bolton 指数不调。

6)其他:在决定拔牙矫治时,除了考虑上述牙-牙槽因素外,面部软硬组织结构,特别是上下颌骨的形态,相互关系及其与牙槽间的协调关系等重要因素也需考虑。这包括垂直不调和前后不调的程度。

① 垂直不调:垂直发育过度即高角病例拔牙标准可适当放宽,而垂直发育不足即低角病例,拔牙标准应从严执行。其原因有 3 点:

第一,下颌平面与下切牙间的补偿关系:多数高角病例颏部显后缩,治疗时切牙宜直立,使鼻 - 唇 - 颏关系协调,直立的切牙还可代偿骨骼垂直不调;反之,多数低角病例颏部前突,切牙应进行代偿性唇倾有利于面型和切牙功能。

第二,拔牙间隙关闭的难易:高角病例咀嚼肌不发达,颌骨的骨密度低,咀嚼力弱;支抗磨牙易前移、伸长,关闭拔牙间隙较容易且磨牙的前移有利于高角病例伴有前牙开𬌗倾向患者的矫治。相反,低角病例咀嚼肌发达,咀嚼力强,骨致密,支抗磨牙不易前移、伸长。主要由前牙远中移动完成拔牙间隙的关闭,而前牙的过度内收不利于前牙深覆𬌗的矫治。

第三,磨牙位置改变对下颌平面的影响:采用远移磨牙或扩大牙弓的方法排齐牙列时,可造成下颌平面角的开大,这对高角病例的面型和前牙覆𬌗均产生不利影响,但对低角病例有利。

② 前后不调:面颌部前后不调的程度,对上下颌骨基本正常时常采用对称性拔牙以保持上下颌骨关系的协调。但 Bolton 指数明显不调则可进行非对称性拔牙;当上颌前突或正常,下颌后缩恒牙列早期病例,首先采用功能性矫治器协调上下颌骨关系,然后根据上颌前牙前突程度,牙列拥挤度及磨牙关系的调整等决定上下颌对称性或非对称拔牙或只拔上颌牙齿;当上颌正常或发育不足(后缩),下颌前突治疗时,可轻度前倾上切牙和舌倾下切牙以代偿Ⅲ类骨骼不调,此时可考虑下颌拔牙,但上颌拔牙要慎重,必要时可拔除第二前磨牙有利于磨牙关系的调整。当上下颌及牙弓均前突可采用上下颌对称性拔除前磨牙以利于内收前牙。 此外,拔牙矫治还要考虑上下唇的突度和中线的对称性等。

(2) 拔牙部位:对拔牙部位的选择主要是从牙齿的健康状况,拔牙后是否有利于牙齿的迅速排齐,间隙的关闭和唇是否前突及错𬌗的类型等考虑。拔牙愈靠前,更有利于前牙拥挤、前突的矫治;拔牙愈靠后、后牙前移越多,有利于后牙拥挤的解除和前牙开𬌗的矫治。

1) 拔除 14、24、34、44 或者 14、24:适用于前牙拥挤或前突,鼻唇角小,唇前突的患者。当拔除第一前磨牙后可提供最大限度的可利用间隙,明显地简化前牙排齐的治疗过程,并且能较多地内收前牙以改善前突。

2) 拔除 15、25、35、45:适于前牙区拥挤或牙弓前突较轻者,特别是下颌平面角大的前牙开𬌗或开𬌗趋势的患者。如果牙列拥挤主要表现在前牙区或分布较广泛时,必须十分谨慎地设计支抗以防止磨牙前移,间隙丧失。

3）拔除 14、24、35、45:适于上颌前牙拥挤或前突明显,下切牙轻度拥挤或前倾,磨牙呈远中关系,需要调整磨牙关系的患者。

4）拔除 15、25、34、44:适于上颌前牙区拥挤或前突较轻,不需改变上切牙倾斜度和突度,下颌平面角较大的Ⅲ类患者。

5）拔除第二恒磨牙:对单纯拥挤的患者很少选择拔除第二恒磨牙,除非第二恒磨牙严重龋坏而第三磨牙形态正常可以替代第二恒磨牙。

6）拔除下切牙:适于单纯下切牙拥挤,拔除 1 颗下颌切牙可达到迅速排齐和稳定的结果。也适于上下颌前牙 Bolton 指数不调,例如上颌侧切牙过小,下颌前牙量过大,拔除 1 颗下颌切牙,有利于建立前牙覆𬌗、覆盖关系,并保持稳定结果。

7）其他:在拔牙矫治的病例中,也可由于一些牙的畸形、严重错位、严重龋坏、严重牙周病等采用一些非常规的拔牙模式。

（二）复杂拥挤的治疗

复杂拥挤伴Ⅱ类、Ⅲ类错𬌗畸形、唇腭裂、骨性畸形的治疗详见相关章节。此时拔牙的目的除解除牙列拥挤外,还要改善上下颌牙弓之间前后向关系、横向关系和垂直关系不调,以掩饰颌骨畸形,因此正确选择拔牙部位特别重要,除上述单纯拥挤中拔牙考虑外,还必须结合对其他畸形的矫治设计。

（杜 熹　陈雨雪）

第八章

双 颌 前 突

【概述】

双颌前突是正畸临床中较常见的矢状向错𬌗畸形。根据双颌前突发生的机制，可分为单纯性双牙弓前突和伴有颌骨位置关系异常的复杂性双颌前突，表现为磨牙关系均为中性，前牙覆𬌗、覆盖基本正常，侧貌突。因影响面部美观，是患者寻求正畸治疗的主要原因之一。

【诊断要点】

（一）病史

双颌前突的病因是多方面的，主要分为遗传因素和环境因素两个方面。

1. 遗传因素　双颌前突有明显的种族和家族倾向。研究表明，黑种人与黄种人双颌前突的比例最高，北欧白种人的双颌前突比例最低。在我国人群中，双颌前突的发病率南方地区明显高于北方地区，尤其是广东地区双颌前突比例较北方地区高。此外，相当比例的双颌前突患者 1~3 代有血缘关系的亲属中有类似的畸形存在。另外，遗传性上唇过短、舌体肥大、牙体过大等，也可导致双颌前突。

2. 环境因素

（1）口腔不良习惯：如口呼吸可使牙弓狭窄、前突和腭盖高拱，而舔牙、乐器使用不当等不良唇舌习惯也可诱发双颌前突。

（2）舌体过大：研究发现，舌的体积与双颌前突有密切关系，全身疾病引起的舌体肥大可形成双颌前突。

（3）替牙障碍：上下乳磨牙早失导致恒磨牙前移，可造成上下颌牙弓拥挤或前突。

（4）医源性因素：对中重度拥挤病例，本该拔牙而不拔牙行扩弓治疗，也可能导致上下颌牙弓前突，面型变差。

（二）临床表现

1. 颜貌特征 双颌前突患者具有"两突一缩"的外形特征，即牙齿及牙槽前突、口唇前突、颏部后缩。

（1）牙齿及牙槽前突：牙齿前突表现为切牙位置前突或角度唇倾过大，鼻唇角减小。牙槽前突临床表现为上下颌牙槽骨饱满、前突，常伴有露龈笑。

（2）口唇前突：以审美平面进行判断，中国美貌人群中上下唇均位于审美平面后方，上唇相对靠前，下唇相对靠后。而双颌前突患者上下唇位于审美平面前方，鼻唇角减小，口唇部突出或外翻，开唇露齿或露龈笑，颏部相对后缩，鼻唇颏关系不协调。自然状态下，口唇难以闭合，强行闭合时，口腔周围肌肉紧张，颏部隆起，颏唇沟消失。

（3）颏部后缩：双颌前突患者多有颏部后缩，颏肌紧张，在高角型患者中更明显。

2. 双颌前突的分类 根据双颌前突发生的机制，可分为单纯性双牙弓前突和复杂性双颌前突。

（1）单纯性双牙弓前突是由口腔不良习惯、替牙障碍、正畸治疗不当等原因导致的上下颌切牙或上下颌牙弓明显前倾，上下唇前突，闭合不全，侧貌突，但上下颌骨位置及矢状关系正常，磨牙I类关系，前牙覆𬌗、覆盖基本正常，SNA角、SNB角和ANB角基本正常，上下切牙的唇倾度增大，双牙弓前突。

（2）复杂性双颌前突是由遗传等因素导致的上下颌牙弓及颌骨矢状向发育过度，表现为上下颌骨及牙弓前突，上下颌切牙唇倾或直立，上下唇闭合不全，侧貌突。上下颌骨矢状向关系正常或为轻度II类关系，磨牙关系中性，前牙覆𬌗、覆盖基本正常，SNA角、SNB角均比正常大，但ANB角基本正常，上下颌骨向前突出。

（三）影像学检查

双颌前突诊断并不困难，但区分单纯性双牙弓前突与复杂性双颌前突，以及将双颌前突的轻度、中度、重度分开并不容易，必须借助X线头影测量的数值进行评估。

1. 常用的代表上下颌骨矢状向位置关系的指标 有SNA角、SNB角、ANB角、颌凸角、Wits值等。

2. 常用的代表上下切牙倾斜度或突度的指标 有U1-SN角、L1-MP角、IMPA、U1-NP距、L1-NP距、上下切牙交角、U1-L1角等。

3. 常用的代表面部垂直向关系的指标 有后前面高比率[(S-Go)/(N-

Me)〕、前下面高／全面高比率、SN-MP 角、FH-MP 角。

【鉴别诊断要点】

单纯性双牙弓前突与复杂性双颌前突,其共同特征是上下颌牙弓矢状向协调,磨牙关系中性,侧貌较突。由于其发生机制、治疗方法、难易程度不同,对两者的鉴别具有重要的临床意义。主要包括临床检查、模型分析及 X 线头影测量分析。

1. 单纯性双牙弓前突　颌骨关系、上下颌骨位置及矢状关系正常,SNA、SNB、ANB 角度基本正常;牙性关系,磨牙Ⅰ类关系,前牙覆𬌗、覆盖基本正常,上下切牙或牙弓前突,U1-SN 角、L1-MP 角、U1-NP 距、L1-NP 距大于正常;上下切牙交角、U1-L1 角小于正常;侧貌、上下唇前突,上下唇均位于 E 线前,UL-EP 距、LL-EP 距大于正常,鼻唇角减小,颏部轮廓清晰,颏部相对于上下唇突度后缩。

2. 复杂性双颌前突　颌骨关系,上下颌骨相对于颅部均前突,但上下颌骨间关系正常,即 SNA 角、SNB 角大于正常,而 ANB 角度正常;牙性关系,磨牙关系中性,前牙覆𬌗、覆盖基本正常,上下切牙角度正常或大于正常,U1-SN 角、L1-MP 角正常或大于正常,而 U1-NP 距、L1-NP 距大于正常,上下切牙交角 U1-L1 角较小。侧貌、上下唇前突,上下唇均位于 E 线前,UL-EP 距、LL-EP 距大于正常。因上颌骨前突,患者常有露龈笑,唇闭合不全明显,颏肌紧张。

【治疗原则与方法】

矫治计划的制订应结合患者主诉,综合分析临床检查、患者生长发育状态、模型分析、X 线头影测量,对患者双颌前突发生的病因机制、严重程度、矫治难易程度有清晰认识,对治疗结果有准确的预测。

(一) 替牙列期双颌前突的矫治

一般为不良口腔习惯,如口呼吸、吮颊、舔牙、乐器使用不当等造成的牙性前突,牙弓内外肌张力不平衡造成牙弓狭窄,前牙唇倾、前突。此时正畸主要目标为破除口腔不良习惯,建立牙弓内外肌力的平衡,通过功能训练,恢复唇肌张力,建立正常的唇闭合功能。若牙弓狭窄,可考虑扩大上下颌牙弓。若为替牙障碍、乳磨牙早失导致恒磨牙前移,可考虑推磨牙向后,恢复磨牙正常位置。常用的矫治器有破除口腔不良习惯的唇挡、舌刺等;推磨牙向后的摆式矫治器、口外弓、隐形矫治器等;扩大牙弓的分裂簧、螺旋扩大器活动矫治器等。

(二) 恒牙列早期双颌前突的矫治

1. 单纯性双牙弓前突　对于恒牙早期的轻度双牙弓前突患者拔牙要慎

重,不能过早地拔除前磨牙。从恒牙列早期到生长发育完成,下颌尚有部分生长潜力,下颌牙齿的萌出道为向上、稍向前,而在生长发育期,下颌的总旋转使下颌骨前份向上旋转,改变了切牙的萌出方向,常常引导它舌向萌出,总旋转使切牙竖直。此外,鼻、颏部的继续生长使唇的位置相对后移,鼻唇颏关系协调。过早地诊断双牙弓前突并拔除前磨牙易造成面下 1/3 凹陷,影响侧面美观。若伴有牙弓狭窄,可考虑适当扩大牙弓,恢复后牙正常颊舌向倾斜度,利用间隙内收前牙,改善前牙突度,并获得饱满微笑。

对于诊断明确、牙弓前突较严重、无牙弓缩窄的青少年患者,可选择拔除前磨牙矫治,针对这种牙性错𬌗,正畸治疗主要目标为减小上下颌前牙及上下唇突度,改善侧貌及唇闭合功能,在维持磨牙Ⅰ类关系的基础上建立上下颌牙齿的正常排列及咬合关系。拔牙位置选择主要取决于拥挤度、牙弓突度、Spee曲线曲度和垂直生长型等。一般选择左右对称拔除 4 颗前磨牙。根据前牙位置、唇倾度、唇突度和垂直生长型设计支抗,根据需要选用 Nance 弓、横腭杆、J钩、口外弓或微种植钉增加支抗。

2. 轻度骨性双颌前突 常表现为上下颌前牙位置靠前,即 U1-NP 距、L1-NP 距大于正常,而上下切牙唇倾度正常或偏大,即 U1-SN 角、L1-MP 角正常或偏大,表现为上颌前牙较直立或稍唇倾。矫治目标的制订应结合患者额部形态、鼻部形态、鼻唇角大小、唇突度和颏部形态。与牙性前突一样,正畸治疗目标也为恢复前牙正常位置及唇倾度,改善唇突度及唇闭合功能,维持磨牙Ⅰ类关系,建立牙齿正常排列及咬合关系。此时由于患者伴有骨性前突,A 点和 B 点位置靠前,前牙较直立,正畸掩饰治疗通常需要拔除 4 颗第一前磨牙,并需前牙在维持正常转矩的情况下平行内收。由于牙根移动距离较大,较牙性前突以前牙倾斜移动为主的前牙内收困难,矫治时间长,并且可能因牙根移动距离大而使切牙牙根有不同程度的吸收,因此应注意轻力的使用,并应格外注意前牙转矩的控制。此外,前牙平行内收所需的后牙支抗也相应增大,应加强后牙支抗,必要时可使用微种植钉支抗。前牙整体内收过程中,牙根位置后移,牙槽骨也有相应的改建,但矫治时间较长,为获得前牙的正常转矩及牙槽骨的相应改建,内收过程应使用持续的轻力,并对矫治时间有充分的认识,切勿使用重力或快速关闭拔牙间隙,以免前牙舌倾,导致间隙不能完全关闭,或牙槽骨不能改建而造成掩饰治疗失败。

(三)成人双颌前突的矫治

1. 单纯性双牙弓前突 成人正畸患者颅颌面及软组织基本稳定,诊断明确,常需要减数拔牙以建立良好牙齿排列、咬合关系、唇突度和侧貌改善。根据拥挤度及牙弓突度选择拔牙部位,一般情况下选择拔除 4 颗第一前磨牙,以利于前牙内收。与恒牙列早期矫治一样,根据前牙位置、唇倾度、唇突度和垂直生长型设计支抗,需要加强支抗时,可使用 J 钩、口外弓等口外力,或使用微种植钉支抗,可获得较好的侧貌改善。

2. 复杂性双颌前突 对于比较严重的双颌前突患者,单纯正畸矫治主要为牙齿代偿,难以改善前突的面型,而应采用正畸正颌联合治疗,才能达到形态和咬合功能的稳定。骨性双颌前突正颌 - 正畸治疗的适应证为:①真正骨性双颌前突的成人患者(>18 岁);②有明显露龈笑,需要显著改善者;③上唇或下唇唇突点超出 E 线 5.0 mm 以上者;④上唇或下唇唇突点距离面平面超出正常数值 5.0 mm 以上者;⑤颏部发育不良,有明显的后缩表现者。手术方法可选择拔除 4 颗第一前磨牙后上下颌骨前部根尖下截骨后退术,也可采用上颌 LeFort I 型截骨后退术结合下颌升支矢状劈开后退术,必要时可增加颏成形术。

(谭理军)

第九章

深 覆 𬌗

【概述】

深覆𬌗以牙颌面部垂直向发育异常为主要表现,可同时存在三维方向的不调,严重影响颌面部的美观和功能。其病因包括遗传因素、口颌系统功能因素及不良习惯等。治疗该类错𬌗畸形需明确其发生机制,及早去除病因,适时针对性采取相应方案,以达到矫治深覆𬌗、改善面形和功能的目的。

【诊断要点】

1. 前突性深覆𬌗的共同表现为垂直方向上颌前牙盖过下颌前牙的距离过大,同时前牙唇倾覆盖大。

(1) 牙及牙槽:上颌前牙唇倾,前牙覆𬌗过大,下颌切牙伸长,其切缘咬合于上切牙舌侧切 1/3 以上,可位于上切牙舌面隆突之后,甚至位于上颌腭部软组织上。

(2) 牙弓形态:上颌牙弓宽度可正常或狭窄,下颌 Spee 曲线曲度较大。

(3) 颌骨:上颌形态可能正常或宽度发育不足,可有上颌前突,通常上颌向前下旋转生长,多数表现为下颌支短,下颌角大,下颌生长向后下旋转。

(4) 面部:多呈凸面型。

(5) 功能:可伴有唇肌张力过大或张力不足。上唇前突外翻,下唇可习惯性陷入上切牙舌侧,颏唇沟较深。

2. 根据咬合时上颌前牙牙冠覆盖下颌前牙牙冠的程度大小,将深覆𬌗分为以下三度:

I度:上颌前牙牙冠覆盖下颌前牙牙冠冠长的 1/3 以上至 1/2 处,或下颌前

牙咬合在上颌前牙舌侧的切 1/3 以上至 1/2 处;

Ⅱ度:上颌前牙牙冠覆盖下颌前牙牙冠冠长的 1/2 以上至 2/3 处,或下颌前牙咬合在上颌前牙舌侧的切 1/2 以上至 2/3 处;

Ⅲ度:上颌前牙牙冠覆盖下颌前牙牙冠冠长的 2/3 以上,甚至下颌前牙咬合在上颌前牙腭侧牙龈组织或硬腭黏膜上。

3. 根据发病机制的不同,前突性深覆𬌗可分为以下几种类型:

(1) 牙性:主要由牙及牙槽的异常引起,可表现为前牙的位置或数目异常,上下颌前牙伸长,前牙牙槽发育过度,或后牙萌出高度不足,导致前牙覆𬌗、覆盖均增加。磨牙关系有可能呈中性或Ⅱ类关系。上下颌骨的发育一般较为正常。

(2) 功能性:由于咬下唇等口腔不良习惯或异常的神经肌肉反射引起下颌的功能性后退,形成磨牙远中关系,前牙深覆盖,上下颌前牙伸长,覆𬌗加深。颌骨的大小形态无明显畸形。下颌姿势位时上下颌矢状向关系协调;而在牙尖交错位时 SNB 角减小,下颌位置后退。

(3) 骨性:主要由于上下颌骨的发育异常,包括颌骨的形态、大小及相对位置关系的异常,导致前牙覆𬌗、覆盖增加。可呈骨性Ⅰ类或Ⅱ类关系。常有颌骨垂直向关系不调,通常表现为下颌向后向下旋转生长,下颌支短、下颌角大、下颌平面角大;部分可表现为下颌向前向上旋转的生长类型。常具有家族史。

(4) 混合性:临床中,牙、牙槽、颌骨和肌肉功能多种因素常可同时存在。存在以上两种或三种因素的深覆𬌗畸形为混合性。

【治疗原则与方案】

(一) 生长早期儿童

1. 对于牙性或功能性深覆𬌗,尽早去除病因。

(1) 及时治疗全身系统性疾病,如佝偻病、口鼻呼吸道疾病等。

(2) 破除口腔不良习惯,如咬下唇习惯。进行口颌肌肉功能训练,如上下唇张力训练等,引导上唇向下闭合,以改善上唇张力不足。

(3) 尽早处置前牙畸形,去除咬合干扰,创建有利于下颌运动及颌骨生长的环境。

1) 上颌前牙唇向错位伴间隙者,可采用固定或活动矫治器内收前牙,关闭间隙。

2) 下颌前牙舌向错位致深覆盖、可伴有下颌前牙拥挤者,可采用固定或活动矫治器唇倾下颌前牙,排齐下颌牙弓前段,尽量建立正常的前牙覆𬌗、覆盖关系。

3）个别上颌前牙舌侧错位者，可采用固定或活动矫治器唇向倾斜错位牙，去除咬合干扰。

4）上颌牙弓狭窄、可伴尖牙间宽度不足者，可采用附有扩弓簧的矫治器扩宽上颌牙弓，以利于下颌向前生长。

2. 对于具有骨性因素的深覆殆，及时采用功能矫治器进行功能矫形治疗，引导颌骨的正常生长。

（1）对于下颌发育不足者，采用例如肌激动器、FR-Ⅱ等功能矫治器前导下颌，引导下颌向前生长。但是，对于垂直生长型患者要慎用，以免加重下颌骨向后向下旋转。

（2）对于上颌向前生长过度者，可以考虑采用例如口外弓 - 头帽等的矫治器抑制上颌向前生长。对于上颌前突伴下颌后缩的患者，口外弓 - 肌激动器可限制上颌生长的同时前导下颌。

（二）生长后期儿童及成年人

1. 牙性深覆殆　常采用固定矫治器矫治。

（1）后牙萌出正常，上下颌前牙萌出过度或伴有前部牙槽发育过度：该类患者上下颌前牙伸长，唇齿关系不良，上颌切牙在下颌姿势位时暴露过多，可采用微种植钉支抗等方式压低前牙，打开咬合，从而矫治深覆殆。

（2）上下颌前牙萌出正常，后牙萌出不足：该类患者可通过伸长后牙打开咬合，可同时代偿性压低前牙，平整 Spee 曲线，常采用前牙平面导板、垂直牵引、摇椅弓等。

（3）上下颌后牙萌出不足且前牙萌出过度：可同时伸长后牙并压低前牙，在此过程中应注意患者下颌姿势时上颌前牙切缘与上唇下缘的关系，微笑时上颌前牙龈缘与上唇下缘的关系，下颌生长方向以及面高等。

如伴有前牙前突、拥挤的患者，可采用拔牙矫治。常选择拔除牙弓中段的牙齿，如拔除 2 颗或 4 颗前磨牙。拔牙部位依据牙列拥挤程度、磨牙关系、牙列中线等决定。对于上颌牙弓狭窄、或伴有轻度拥挤者，可采取适当扩大上颌牙弓，辅以肌功能训练，以竖直前牙。

对于轻度牙列拥挤、介于拔牙和不拔牙的边缘病例，倾向于不拔牙矫治，可通过适量的邻面去釉，或推磨牙向远中的方法减小覆盖、协调后牙咬合。远中移动磨牙可采用口外弓、钟摆式矫治器、Nance 腭托配合 Ni-Ti 推簧、微种植钉支抗或微钛板骨支抗系统等。

2. 具有骨性因素的深覆殆

(1) 对于轻度颌骨畸形,伴有牙性因素者,可采用针对牙性因素的矫治和掩饰性治疗。可通过拔牙减数来解除拥挤、内收上下颌前牙,减小覆殆和覆盖,协调后牙咬合。由于存在轻度骨骼畸形,单纯的正畸矫治可能达不到理想的覆殆、覆盖和磨牙I类关系,治疗可以改善美观、协调咬合为目的。

(2) 对于具有明显颌骨畸形的患者,常存在较为严重的上下颌骨垂直向和矢状向关系不调,为建立良好的形态和功能,应选择正颌 - 正畸联合治疗,以达到矫治深覆殆、改善面形和功能的目的。

第二节　内倾性深覆殆

【概述】

内倾性深覆殆是指表现为上颌前牙舌倾、下颌切牙代偿性伸长,覆殆深、覆盖小,上颌殆曲线多为反补偿曲线的一类错殆畸形。根据形成机制的不同,可分为牙性和骨性两类。

【诊断要点】

(一) 临床表现

1. 内倾性深覆殆患者的共同表现为垂直方向上颌前牙盖过下颌前牙的距离过大,同时前牙内倾覆盖小。

(1) 牙列及咬合

1) 前牙:上颌中切牙舌倾而上颌侧切牙唇倾,也可表现为上颌切牙舌倾而尖牙唇向,或所有上颌前牙舌倾;下颌切牙舌倾、拥挤;深覆殆,即上颌前牙牙冠覆盖下颌前牙牙冠唇面 1/3 以上,或下颌前牙切缘咬合于上颌前牙牙冠舌面切 1/3 以上;覆盖小于 3mm,甚至为 0~1mm。

2) 后牙:前磨牙、磨牙常呈远中关系(又称为安氏Ⅱ类 2 分类错殆);如仅为前段牙弓不调,磨牙也可呈中性关系。

3) 牙弓:切牙舌倾导致牙弓长度变短,牙弓呈方形。

4) 殆曲线:下颌牙弓 Spee 曲线曲度增大,上颌牙弓补偿曲线常呈反向。

(2) 颌骨:颌骨形态一般发育较好。多为水平生长型,下颌角软硬组织轮廓明显,下颌支较长,下颌平面角小。

（3）面型：多呈短、方面型，面下 1/3 高度不足，下颌后缩或正常，下颌角区丰满，发育良好的颏部能部分代偿下颌不足对美观的影响。由于鼻、颏发育较好，多数患者具有较好的侧貌。由于上颌前份牙槽骨垂直向过度生长，常伴有不同程度的露龈微笑。

（4）牙周：前牙闭锁殆可能导致上颌前牙舌侧或下颌前牙唇侧龈组织被咬伤，引起创伤性龈炎或牙周炎，严重时造成牙槽骨吸收、牙齿松动。

（5）颞下颌关节：由于前牙呈闭锁殆，下颌常处于远中位，下颌前伸及侧方运动受限。部分患者下颌运动长期受限，仅能做开闭式铰链运动，可能伴发不同程度颞下颌关节功能紊乱症状。

（6）肌力：部分患者口周肌功能正常，也有较多患者唇肌张力过大、咬肌粗壮。在功能性下颌后缩时，唇肌及咀嚼肌张力过大或正常，部分患者在牙尖交错位紧咬时各肌电位增大，颞肌后份功能亢进。

2. 根据发病机制的不同，内倾性深覆殆可分为以下类型：

（1）牙性：由牙或牙槽骨垂直向发育异常引起，表现为上下颌前牙及牙槽骨发育过度和（或）后牙及后牙牙槽骨高度不足，上颌前牙牙长轴垂直或舌倾，下前牙因拥挤或先天缺牙致牙弓缩短，磨牙关系可以为中性或远中；X 线头影测量分析显示问题主要在牙长轴和牙槽骨，上下颌骨的形态及矢状向关系基本正常。

（2）骨性：除上述牙及牙槽骨异常外，还伴有颌骨在矢状向及垂直向的发育异常，磨牙关系多为远中关系。X 线头影测量分析显示 SNB 角减小、ANB 角增大、后前面高比大于 65%、下颌前面高短、下颌平面角小、下颌升支过长。

（二）辅助检查

X 线头影测量显示：上颌前牙牙长轴直立或舌倾、上下颌中切牙夹角过大；骨性Ⅱ类内倾型深覆殆患者 SNA 角正常、SNB 角减小、ANB 角增大、下颌平面角小，后前面高比大于 65%，下颌升支高度增大，下颌可呈逆时针旋转生长型。

【治疗原则与方案】

（一）生长早期的矫治

1. 牙性深覆殆　治疗原则为改正前牙长轴，抑制上下颌前牙过度生长，促进后牙伸长及后牙槽生长。

（1）破除咬下唇、紧咬牙等不良习惯。

（2）对于替牙期患者，可先使用上颌平面导板活动矫治器抑制下颌前牙伸长及促进后牙萌出;如上颌前牙舌倾,可使用附双曲舌簧的平面导板推前牙向唇侧,同时压低下颌前牙、打开后牙咬合、升高后牙,改善 Spee 曲线;也可使用"2×4"改正上颌前牙唇倾度,再根据下颌情况进行活动或固定矫治。

(3) 对于恒牙初期患者,可进行固定矫治改正上颌前牙长轴,待覆盖增大后再粘接下颌托槽排齐整平下颌牙列,建立良好的覆𬌗、覆盖关系。

2. 骨性深覆𬌗 治疗原则为解除闭锁𬌗,消除影响下颌发育的障碍,协调上下颌骨关系;抑制前牙及前牙牙槽骨的生长,促进后牙及后牙槽骨高度的生长。

(1) 对于替牙期患者,可先使用附舌簧的平面导板改正上颌前牙长轴,升高后牙,改善 Spee 曲线。对于上下颌骨矢状向严重不调患者,可采用 Twin-Block、肌激动器等功能矫治器促进下颌向前生长。

(2) 对于恒牙初期患者,先以固定矫治改正上颌前牙轴倾度,可考虑同时配合使用上颌平面导板压低下颌前牙,必要时可在后牙区做垂直牵引升高后牙、刺激后牙槽生长。上颌前牙牙长轴改正后,如磨牙为远中关系、前牙覆盖较大,可进行Ⅱ类颌间牵引,也可使用固定前伸下颌装置或功能矫治器进行调整。

(二) 生长后期及成人的矫治

1. 牙性内倾性深覆𬌗

(1) 对于前牙及前牙槽高度过高导致的深覆𬌗,矫治原则为压低前牙、整平 Spee 曲线。先改正上颌前牙唇倾度解除其对下颌的锁结,再压低上下颌前牙(可使用多用途弓)。

(2) 对于后牙牙槽骨高度不足导致的深覆𬌗或前牙牙槽骨高度过高、后牙牙槽骨高度过低导致的深覆𬌗,矫治原则为压低前牙、升高后牙、整平 Spee 曲线。可先改正上颌前牙唇倾度,解除其对下颌的锁结后使用摇椅形弓丝配合Ⅱ类颌间牵引,必要时加用上颌平面导板。

2. 骨性内倾性深覆𬌗 矫治原则为改正上颌前牙牙长轴,整平 Spee 曲线,协调上下颌骨关系。

(1) 轻度骨性畸形患者可选择正畸治疗先改正上颌前牙牙长轴,可使用上颌平面导板打开后牙咬合,升高后牙。必要时可利用 J 钩高位牵引或微种植钉支抗压低上颌前牙打开咬合;也可进行后牙垂直牵引刺激后牙槽生长。

(2) 中度骨性Ⅱ类2分类患者,排齐唇倾上颌前牙后下颌不能前移者,可考虑拔除前磨牙进行代偿治疗或维持较大的前牙覆盖。

（3）严重骨性深覆𬌗患者可采用正颌 - 正畸联合治疗。通过正畸治疗排齐牙列改正前牙长轴，视情况采用外科手术行前牙区截骨术压低前牙段牙槽，并可通过手术前移下颌改善骨性Ⅱ类不调。

3. 对于先天缺失下切牙的患者，改正前牙长轴后视间隙情况处理，可考虑对称拔除上颌前磨牙或下颌开拓间隙进行义齿修复以维持前牙正常覆𬌗、覆盖关系，具体处置应根据情况而定。

4. 对于年龄较大、牙齿过度磨耗、垂直高度不足的患者，正畸治疗效果不佳时，可配合修复治疗，必要时采用后牙𬌗垫或高嵌体，甚至通过全口咬合重建，以达到正常的前牙覆𬌗、覆盖关系，恢复面下 1/3 垂直高度。

（白 丁 韩向龙）

第十章

反　　𬌗

第一节　前牙反𬌗

【概述】

前牙反𬌗(anterior crossbite)是指在牙尖交错位时上颌前牙位于下颌前牙舌侧的咬合异常，是临床中较为常见的错𬌗畸形，主要表现为牙、颌面部的矢状向不调。前牙反𬌗的形成主要由遗传、先天性疾病、后天因素等引起，其中后天因素包括全身性疾病(垂体功能亢进、佝偻病)、呼吸道疾病(扁桃体炎、腺样体增生)、替牙期障碍以及口腔不良习惯(吮指、咬上唇、下颌前伸、伸舌习惯)等。前牙反𬌗妨碍了颌骨的正常发育，对患者的颜面美观以及心理健康影响较大。

【诊断要点】

(一) 临床表现

1. 咬合关系异常　当上、下颌牙列处于牙尖交错位时，上颌全部或部分的前牙位于下颌前牙的舌侧，常表现为上颌前牙唇倾，下颌前牙舌倾，有时还可伴有前牙拥挤。

2. 颌骨异常　见于骨性前牙反𬌗，临床表现形式多样，如：上颌发育正常伴下颌前突；上颌后缩伴下颌发育正常；上颌后缩伴下颌前突；上、下颌骨的异常水平向旋转。

3. 面部软组织　常表现为面中 1/3 凹陷，上唇塌陷，下唇前凸外翻。

4. 咬物及咬上唇习惯　常常造成下颌前伸，前牙反覆𬌗一般较大。

5. 伸舌以及吮指习惯　伸舌可造成下颌牙唇倾；吮指使下颌前伸，上颌前牙受压舌倾。

6. 呼吸道疾病 慢性鼻炎、腺样体增生、扁桃体肿大等疾病可以造成上呼吸道的阻塞，形成口呼吸习惯。在口呼吸时因下颌向前向下旋转，鼻翼两侧的肌张力增加，上颌牙弓发育受限，从而引起前牙反骀。

7. 替牙期障碍 乳前牙的早失或滞留可引起上颌前牙的舌向错位或下颌前牙的颊向错位，导致单颗或多颗前牙发生反骀。

（二）前牙反骀（反覆骀）分度

牙尖交错位时，以下颌前牙牙冠在垂直向投影于上颌前牙牙冠唇面的最大比例为标准，将反骀（反覆骀）分为 3 度：

Ⅰ度：下颌前牙牙冠覆盖上颌前牙牙冠唇面的 1/3 以下。

Ⅱ度：下颌前牙牙冠覆盖上颌前牙牙冠唇面的 1/3~1/2。

Ⅲ度：下颌前牙牙冠覆盖上颌前牙牙冠唇面的 2/3 以上。

（三）前牙反骀分类

按前牙反骀致病机制可将前牙反骀分为牙源性、功能性以及骨性 3 类。

（1）牙源性前牙反骀：主要由前牙的替牙障碍、个别前牙早失以及萌出位置异常所致的牙齿移位引起。磨牙关系多为安氏Ⅲ类或Ⅰ类，前牙可表现为反骀或对刃骀。牙源性前牙反骀特点是患者颜面颌骨基本正常，上颌前牙舌倾，下颌前牙唇倾，治疗效果及预后良好。

（2）功能性前牙反骀：主要由前牙早接触，咬合干扰，或不良口腔习惯等引起的前牙反骀，磨牙关系为安氏Ⅲ类；上下颌骨大小以及形态往往正常，有功能性的下颌前伸，存在神经肌肉不调因素。这种情况的下颌通常能退至切对切，治疗效果及预后较好。一般而言，单纯的功能性前牙反骀只存在于乳牙期和替牙期。

（3）骨性前牙反骀：常常由牙源性、功能性前牙反骀的延误治疗导致。临床表现为上颌发育不足或下颌发育过度，或者两者兼而有之。磨牙关系为安氏Ⅲ类，上下颌骨大小、形态异常，反覆盖相对较大，上颌前牙代偿性唇倾，下颌前牙代偿性舌倾。该类型前牙反骀矫治难度往往较大，必要时需正颌 - 正畸联合治疗。

【治疗原则与方案】

前牙反骀的治疗原则：尽早去除病因，协调上下颌牙齿、牙弓、颌骨的位置关系，抑制下颌生长、促进上颌发育。

牙源性和功能性前牙反骀是假性Ⅲ类关系，常常出现在乳牙期和替牙期，此时期也是最佳治疗时期。如果延误治疗，常导致上颌发育受限和（或）下颌发育过度。轻、中度的骨性反殆在恒牙早期通过合理判断生长潜力及掩饰治疗，可以在一定程度上掩盖骨性不调程度，取得良好的治疗效果；但对于严重骨性前牙反殆畸形，需等待成人后进行正颌 - 正畸联合治疗。

1. 乳牙列期矫治 乳牙列期前牙反殆以功能性反殆为主，一般矫治年龄在 4~5 岁，通过阻断性矫治解除前牙反殆，恢复下颌正常咬合位置。其矫治原则为尽早纠正不良的哺乳习惯，防止下颌前伸；破除不良口腔习惯，治疗扁桃体肥大，保持口鼻腔呼吸道通畅；对替牙障碍者需早期对症治疗。治疗主要包括以下几种方法：

(1) 调磨乳尖牙：当乳尖牙的磨耗不足时，导致个别牙殆干扰，可出现单侧下颌偏斜，诱导前牙反殆的发生。

(2) 咬撬法：适用于尚未建立锁结或者锁结程度较轻，牙齿正在萌出的个别反殆牙；或者反覆殆、反覆盖浅，反殆牙较为直立的病例。通过将压舌板 45°放在上切牙的舌侧和下切牙唇侧进行上下咬合，咬合时可见反殆牙牙龈有轻度发白，从而逐渐解除反殆。

(3) 下颌联冠式斜面导板：适用于反覆殆深，反覆盖浅，上颌前牙直立且拥挤度小的前牙反殆患者。由于反殆的上颌前牙受到了唇向推力，从而诱导前牙改正反殆。

(4) 上颌殆垫式矫治器：该矫治器适用于乳牙期的中、重度前牙反殆。通过矫治器打开咬合的作用，反殆的前牙受到矫治器的唇向推力以解除反殆。

2. 替牙列期矫治 替牙列期是治疗反殆最重要的时期，患者年龄一般在 8~12 岁。替牙期反殆的矫治根据致病机制的不同，需选择适当的治疗方法。

(1) 牙源性前牙反殆：临床表现为反覆盖相对较小，磨牙关系一般为中性或Ⅲ类，上下颌骨关系正常。矫治可采用乳牙列期所提到的活动矫治器，也可使用功能性矫治器或固定矫治器进行治疗。

(2) 功能性前牙反殆：主要以阻断性矫治和引导颌骨生长为治疗原则，通过纠正口腔不良习惯，消除殆干扰，抑制下颌生长，并利用患儿的生长潜力引导上颌骨发育以治疗反殆。

1) 上颌前牵引矫治器：包括面架式前牵引矫治器和改良颏兜式前牵引矫治器。前者适用于上颌发育不足，下颌发育基本正常的患者；后者适用于上颌发育不足，下颌发育轻度过度的患者。上颌前牵引矫治器利用口外支抗，通过牵引刺激上颌骨，促进上颌发育，改善牙弓及咬合关系，实现矫治前牙反殆的目的。

2) FR-Ⅲ型矫治器:适用于较轻微的骨性Ⅲ类错殆,轻度牙列拥挤,上颌发育不足,下颌发育正常,反覆盖小且能退至切对切的患者。该矫治器可破除异常口周肌功能,引导牙弓、颌骨的正常发育,促进上颌骨生长,适当抑制下颌骨的生长发育。

3) 反式双板矫治器:在咬合重建下,通过矫治器的上下殆垫的斜导面传递殆力,以下颌为支抗前导上颌,从而促进上颌骨的发育。制作方法以及作用原理与双板矫治器相似。

4) "2×4"矫治技术:适用于反覆殆浅、反覆盖小的牙源性前牙反殆。将上、下颌切牙和第一磨牙分别粘接托槽和带环,采用澳丝或不锈钢丝打开咬合,唇倾开展上切牙,内收下切牙,解除前牙反殆。矫治后需配戴保持器进行保持。

3. 恒牙列期的矫治　恒牙列期的前牙反殆主要以牙源性以及骨性前牙反殆为主。牙源性的前牙反殆可采用固定和(或)活动矫治器矫治;轻、中度的骨性前牙反殆,根据患者的生长潜力确定采用功能矫治器和(或)固定矫治器进行掩饰治疗;而严重的骨性畸形,需成人以后进行正颌 - 正畸联合治疗。

第二节　后 牙 反 殆

【概述】

后牙反殆(posterior crossbite)是指在牙尖交错位时下颌后牙的颊尖位于上颌后牙颊尖的颊侧,主要表现为牙颌面水平向的不调。后牙反殆主要由遗传、先天性疾病(唇腭裂)、后天因素等引起,其中后天因素包括呼吸道疾病(扁桃体炎、腺样体增生)、替牙期障碍以及口腔不良习惯(吮指、下颌前伸、伸舌习惯)等。后牙反殆可导致殆干扰,影响咀嚼功能,引起双侧咀嚼肌的不对称收缩,造成下颌骨不对称生长,出现下颌偏斜,进而引发颞下颌关节病变。

【诊断要点】

(一) 临床表现

后牙反殆主要是由于上、下颌牙弓宽度不调;上、下颌骨生长发育异常;神经肌肉因素不调;替牙期障碍等因素所引起。常常表现为:

1. 咬合关系异常　牙尖交错位时,单侧或双侧上颌后牙颊尖咬在下颌后牙的颊尖舌侧。

2. 颌面异常 多见于骨性后牙反殆。主要由上颌骨横向发育不足或下颌骨横向发育过度引起;也可因上、下颌骨异常的水平向移动、旋转,或上、下颌骨矢状向不调所致。

3. 面型不对称 常见于骨性后牙反殆,下颌向一侧偏斜。

4. 颞下颌关节紊乱 单侧后牙反殆所产生的殆干扰常引起的咀嚼肌不对称收缩,可导致颞下颌关节紊乱的发生。

5. 咀嚼功能下降 后牙反殆可引起咀嚼效能降低,患者自述有"咬不烂、吃饭费劲"等情况。

6. 舌的形态与习惯 巨舌症可引起下颌后牙颊侧倾斜,导致后牙反殆;侧方伸舌习惯可形成局部后牙反殆。

7. 偏侧咀嚼 由于龋病、殆干扰、神经肌肉功能异常等原因造成长期偏侧咀嚼,会导致单侧后牙反殆。

8. 唇腭裂 唇腭裂患者常常因上颌骨横向发育不足或受到手术瘢痕的影响,出现后牙反殆。

9. 替牙期障碍 乳磨牙的早失或滞留可引起上颌后牙的舌向错位或下颌后牙的颊向错位,导致单颗或多颗后牙反殆的发生。

（二）后牙反殆分类

1. 根据反殆牙的数目以及部位分类

（1）个别后牙反殆;

（2）单侧后牙反殆;

（3）双侧后牙反殆。

2. 按后牙反殆致病机制 可将后牙反殆分为牙源性、功能性以及骨性三类。

（1）牙源性后牙反殆:由于乳磨牙早失或滞留后牙颊舌向萌出异常;或牙列后段拥挤所引起的后牙颊舌向倾斜,导致出现个别后牙反殆。

（2）功能性后牙反殆:主要发生于乳牙期、替牙期及恒牙早期。多见于一侧多数后牙龋坏,长期的对侧偏侧咀嚼习惯,引起咀嚼侧多数后牙反殆;此外,一侧下颌长期受到不正常的压力如单侧托腮习惯,使下颌逐渐偏向对侧,引起对侧多数后牙反殆。

（3）骨性后牙反殆:长期的口呼吸习惯可增大鼻翼两侧肌张力,导致上颌骨横向发育不足,双侧多数后牙反殆;唇腭裂患者常常因上颌牙弓宽度发育不足或手术后瘢痕的影响,表现为双侧后牙反殆;髁突良性肥大,引起下颌偏斜,导致后牙反殆；此外，骨性后牙反殆还见于上颌骨横向发育不足或下颌骨横向发育过度患者；也可因上下颌骨异常的水平向移动、旋转，或上下颌骨矢状向不调所致。

【治疗原则与方案】

由于后牙反殆可导致渐进性下颌功能紊乱及颌面部不对称，因此，其治疗原则为早期去除诱因及病因，消除咬合干扰，建立良好的咬合关系，促进颌骨的正常发育，防止下颌偏斜和颞下颌关节紊乱；对于严重的骨性后牙反殆，应待患者成年后行正颌-正畸联合治疗。

1. 牙源性后牙反殆的矫治

(1) 上颌后牙舌向倾斜引起的后牙反殆

1) 上颌扩弓矫治器：常见的上颌扩弓器有分裂基托扩弓器、四眼簧扩弓器、W形扩弓器、上颌螺旋扩弓器等。通过颊向移动上颌后牙，纠正颊、舌向倾斜度，矫治后牙反殆。同时，应注意纠正患儿不良口腔习惯，干预乳恒牙的替换障碍，促进恒牙的正常萌出。

2) 对于单侧上颌后牙反殆，在健侧增强支抗的基础上，采用单侧放置双曲舌簧的上颌单侧殆垫式矫治器，纠正后牙反殆。

3) 采用固定矫治器，利用上、下颌牙之间的交互牵引或种植支抗牵引来矫正舌倾的上颌后牙。下颌牙弓应在交互牵引前更换较粗的弓丝，避免下颌后牙舌倾。

(2) 下颌后牙颊向倾斜引起的后牙反殆：通常采用上、下颌后牙间交互牵引或种植支抗牵引来矫治。上颌牙弓应换用较粗的弓丝以避免牙齿的颊倾。

(3) 后牙拥挤导致的个别后牙反殆：常常采用固定矫治器，解除牙列拥挤，纠正反殆。矫治中可使用交互牵引。

2. 功能性后牙反殆的矫治 功能性后牙反殆出现在乳牙期和替牙期，也是其最佳治疗时期，如果延误治疗，常导致骨性后牙反殆。矫治可采用活动矫治器或固定矫治器，消除咬合干扰，建立良好的咬合关系，促进颌骨的正常发育。矫治中应纠正患儿的不良习惯，对乳恒牙的替换障碍进行干预，纠正后牙反殆。功能性后牙反殆预后良好。

3. 骨性后牙反殆的矫治 骨性后牙反殆，在生长发育期矫治效果较好，术后可配合肌功能训练，巩固矫治效果。通常可分为两种情况：

(1) 上颌骨横向发育不足所引起的后牙反殆：通常采用上颌扩弓矫治器进行治疗。快速扩弓开展青少年腭中缝，纠正后牙反殆。对于腭中缝闭合的患者，

可以采用慢速扩弓矫治轻度上颌牙弓狭窄的患者,颊倾上颌后牙,纠正后牙反
𬌗;严重上颌牙弓狭窄引起的后牙反𬌗,只有成人后通过正颌 - 正畸联合治疗
来矫治。

(2) 下颌横向发育过度所引起的后牙反𬌗:对于轻、中度下颌横向发育过
度引起的后牙反𬌗,通过固定正畸的方法,缩窄下颌牙弓,配合上、下颌后牙交
互牵引,舌倾下颌后牙,矫治后牙反𬌗;或轻度扩大上颌牙弓,矫治后牙反𬌗。
对于重度下颌横向发育过度引起的后牙反𬌗,常需要正颌 - 正畸联合治疗,缩
窄过宽的下颌牙弓,矫治后牙反𬌗。

(杨　璞)

第十一章

开　𬌗

【概述】

开𬌗（open bite）是一种牙、颌面部垂直向关系异常。表现为牙尖交错位时，上下颌牙齿切缘或𬌗面间垂直向有间隙，无接触关系。是一种严重影响美观及功能的错𬌗畸形。以牙、颌面部垂直向发育异常为主要表现，但常包含长、宽、高三维方向的不调。开𬌗的形成主要与异常的人体姿势、舌习惯（如吐舌习惯、伸舌吞咽习惯）、口颊肌群功能（如升颌肌群力量不足或吮拇指、咬物等不良习惯造成局部肌群功能异常）和局部干扰（如下颌第三磨牙前倾或水平阻生导致的第二磨牙和第一磨牙伸长）密切相关，少数与佝偻病、遗传等有关。

【诊断要点】

开𬌗患者的共同表现为在牙尖交错位时，上下颌牙切缘或𬌗面间垂直向有间隙，无接触关系。

1. 牙及牙槽　前牙萌出不足、前倾，前牙槽嵴发育不足；后牙萌出过多，后牙槽嵴发育过度；或两者兼有。

2. 牙弓形态　上颌 Spee 曲线大，下颌 Spee 曲线正常或反曲线。上下颌牙弓明显狭窄。

3. 颌骨　上颌形态可能正常或宽度发育不足，腭穹隆高拱，向前向上旋转；下颌骨发育不足，下颌支短，下颌角大，角前切迹深，向下颌后旋转。

4. 面型　严重开𬌗患者为长面型，面下 1/3 过长，微笑时可能暴露上颌前牙牙龈，同时面宽度减小。

5. 功能　咀嚼效能降低，语音功能受损，咀嚼肌张力不足。

6. 不同病因所致开𬌗的特点

（1）吮指习惯、口呼吸习惯：前牙圆形开𬌗，上颌前牙前突，常伴上颌牙弓狭窄、腭盖高拱、下颌后缩。

(2) 吮下唇习惯、婴儿型吞咽:前牙梭形开𬌗,与舌的形态一致,前牙萌出不足及牙槽骨高度发育不足。

(3) 咬物习惯:咬物位置形成局部小开𬌗。

(4) 侧方伸舌习惯:侧方后牙开𬌗,间隙内可见舌体。

(5) 牙粘连:局部牙萌出不足形成开𬌗,可能存在对颌牙伸长。

(6) 智齿萌出异常:第三磨牙前倾或水平阻生,推第二磨牙向𬌗方,使之高出𬌗平面,导致全口多数牙无接触,继发出现伸舌吞咽。

(7) 建𬌗与开𬌗生长型:由于遗传因素或不良姿势习惯引起的上下颌骨和牙槽骨垂直向生长不协调,上颌骨呈向前向上旋转,下颌骨呈向后向下旋转的生长型,造成开𬌗。

(8) 佝偻病:严重佝偻病患儿除全身症状外,由于骨质疏松导致下颌骨发育异常、下颌支短、下颌角大、下颌角前切迹深,呈顺时针方向生长,造成开𬌗。

7. 开𬌗分度　按牙尖交错位时,上下颌切牙切缘间垂直距离大小作为标准将开𬌗分为三度。

I度:上下切牙垂直间隙 <3mm;

II度:上下切牙垂直间隙为 3~5mm;

III度:上下切牙垂直间隙 >5mm。

8. 开𬌗分类

(1) 按开𬌗发生部位:可分为前牙开𬌗及后牙开𬌗。即前牙区开𬌗;前牙及前磨牙区开𬌗;前牙、前磨牙及磨牙区开𬌗。

(2) 按开𬌗发生范围:可为广泛性开𬌗、局部性开𬌗。

(3) 按开𬌗发生机制:可分为牙性开𬌗、骨性开𬌗。

1) 牙性开𬌗主要为牙及牙槽骨的问题,即前牙萌出不足,前牙牙槽骨发育不足或(和)后牙萌出过长,后牙牙槽骨发育过度,面部无明显畸形,颌骨发育基本正常。

2) 骨性开𬌗患者除牙及牙槽的问题外,主要表现为下颌骨发育异常,下颌支短、下颌角大、角前切迹深、下颌平面陡、下颌平面角大,PP、OP、MP 三平面离散度大,Y 轴角大,下颌呈顺时针旋转生长型,后、前面高比(S-Go 比 N-Me)小于62%,面下 1/3 过长,严重者呈长面综合征表现,可能伴有上下颌前牙及牙槽骨的代偿性增长。

(4) 按开𬌗功能损害程度,可分为真性开𬌗(垂直向开𬌗)和假性开𬌗(水平向开𬌗)。

1）真性开牙合：在牙尖交错位及前伸牙合位时，开牙合牙均无牙合接触关系。

2）假性开牙合：在牙尖交错位时，开牙合牙无接触关系，但在下颌前伸至前牙切对切时却有牙合接触关系。

第一节 前 牙 开 牙合

【治疗原则与方案】

早期的牙性开牙合随着儿童的生长发育发展为骨性，因此开牙合畸形的矫治应尽早开始。

开牙合治疗的总体原则是去除病因，根据开牙合形成的机制、患者的生理年龄，尽早采取合适的矫治方法。

（一）乳牙列及混合牙列期开牙合

1. 牙性开牙合 多由不良习惯引起，治疗以去除不良习惯为主，混合牙列期可用活动矫治器加舌屏、腭刺，以纠正不良习惯。如后牙萌出过多时可在后牙区加牙合垫以利于压低后牙，适用于前牙牙槽骨高度正常而后牙槽高度过大的患者。如患儿混合牙列期前牙高度及前牙牙槽骨高度不足，可在前牙区行牙合向垂直牵引将前牙拉长的同时刺激前牙牙槽骨的增长。后牙区牙合垫及前牙牙合向垂直牵引可配合使用。年幼儿童一般在破除不良习惯后，上下切牙可以自行生长；如患儿年龄较大，切牙不能自行调整时，可在其恒牙列期进行综合性治疗。此期开牙合矫治后还需加强咀嚼肌的功能训练。

2. 骨性开牙合 由神经肌肉功能异常引起的开牙合可去除不良的人体姿势及口腔不良习惯。注意分析是否为全身系统疾病所致，如佝偻病，若为全身因素引起的畸形则应积极治疗系统性疾病。去除病因的同时，积极开展生长改良治疗。治疗时采用牙合垫颏兜口外垂直牵引，尽可能抑制颌骨的垂直向发育。口内矫治器的牙合垫可做得稍高，有助于下颌髁突的生长和下颌支增长，引导下颌骨正常生长。严重的骨性开牙合可留至成年后采用正颌 - 正畸联合治疗。

（二）恒牙列早期及成年人开牙合

1. 牙性开牙合 首先注意破除患者的口腔不良习惯。一般用固定矫治器矫治，用上下协调的弓丝纳入托槽，必要时上颌弓丝应呈反纵牙合曲线、下颌弓丝呈过度的 Spee 曲线，同时在开牙合范围的弓丝上形成颌间牵引钩，采用颌间垂直橡皮牵引改正。或采用多曲方丝弓技术后摇椅弓前方垂直牵引的方法。必要时配合后牙的𬌗垫以利于压低后牙。如伴有前牙前突、拥挤的患者，可采用拔牙矫治。选择拔除牙弓中、后段的牙，如拔除 4 颗第二前磨牙让后牙前移。如此可降低后牙段𬌗间距离，下颌发生向上、前(逆时针)旋转，同时上颌前牙向后、下移动减少前牙开𬌗度。如为第三磨牙阻生，其萌出力使第二磨牙升高形成全口多数牙开𬌗时，可拔除阻生的第三磨牙并利用弓丝压低第二磨牙使之回到正常位置，同时加强咀嚼肌的肌力训练以矫治开𬌗。

2. 骨性开𬌗

(1) 轻度前牙开𬌗畸形的矫治：轻度前牙开𬌗患者前牙垂直开𬌗度较小，一般小于 3mm。

1) 上下颌前牙萌出不足或前部牙槽发育不足的患者：上下颌前牙高度不足，唇齿关系不良，上下颌切牙在自然放松情况下暴露过少，前牙轻度开𬌗，垂直开𬌗度约 2~3mm，可通过伸长上下颌前牙使其建立正常的咬合关系。一般采用上下颌前牙的垂直牵引，以轻力使前牙适当伸长，达到矫治前牙开𬌗的目的。

2) 上下颌前牙萌出正常或前部牙槽发育良好的患者：该类患者前牙轻度开𬌗，唇齿关系良好。也可通过前牙的垂直牵引，代偿性伸长前牙，达到治疗开𬌗的目的。

3) 上下颌后牙过度萌出或后部牙槽发育过度的患者：该类患者前牙萌出和前部牙槽发育基本正常，一般可以通过压低磨牙的方法来治疗。压低磨牙的方法为：

① 采用上颌横腭杆(transpalatal arch，TPA 或 transpalatal bar，TPB)，双侧磨牙带环，舌侧焊横腭杆，或者放置横腭杆插栓，横腭杆离开腭黏膜约 2~5mm，利用舌肌的力量压低上颌磨牙，这种方法压入程度有限。

② 采用高位头帽(head cap)牵引。高位牵引头帽用颅顶作为支抗，通过口外牵引力，使口外力通过上颌第一磨牙的阻力中心上部，以压低上磨牙，改善𬌗平面，矫治前牙开𬌗。高位牵引头帽每天戴用约 10~14 小时，力量为每侧 300~450g。若患者配戴良好，此方法对抑制上颌磨牙区的伸长能起一定作用，但它不能影响下颌发育，当患者以下颌异常为主时，效果有限。

③ 采用后牙𬌗垫。后牙𬌗垫覆盖过度萌出的后牙，咬合时仅后牙区的𬌗垫接触。通过咀嚼压力，有助于压低上下颌后牙。有些患者采用后牙𬌗垫，配合高位头帽牵引，压低磨牙效果可能会更明显。

4) 上下颌前牙过于唇倾的患者:其错粭畸形主要是因为单纯的牙性因素造成,颌骨和牙槽骨无明显异常。此种患者可通过减数内收上下颌前牙,来消除前牙开粭,建立正常的前牙覆粭、覆盖。

(2) 中度前牙开粭畸形的矫治:中度开粭患者垂直开粭度为 3~5mm,常伴有骨骼性因素的异常,下颌平面陡,下颌平面角大,前下面高增加,或者后面高减小。

拔牙考虑:中度前牙开粭的矫治常需要拔除第三磨牙,为第二磨牙、第一恒磨牙的直立及压入提供足够的间隙。拔除第三磨牙后,采用一定的矫治装置,使第一磨牙、第二恒磨牙直立及压入。此外,拔除第三磨牙,还会减小压入磨牙的皮质骨阻力,能缓解后牙区的牙列拥挤。

有些患者,可以拔除第二磨牙,以直立第一恒磨牙,然后等待第三磨牙萌出和前移或将已萌出的第三磨牙前移。当第一恒磨牙出现严重龋坏,过度伸长或者先天性严重发育不良等多种原因时,也可选择拔除该牙。

(3) 重度前牙开粭畸形的矫治:重度前牙开粭患者的粭平面严重倾斜,下颌平面角陡峭,面下 1/3 高度明显增加,为明显的骨性开粭畸形,多表现为长面综合征。牙列中仅有少数牙齿有咬合接触。上下颌前牙有代偿性伸长。此类开粭畸形多数应该采用正颌 - 正畸联合治疗,以达到矫治前牙开粭、改善面形的目的。

第二节 后牙开粭

【诊断要点】

单纯后牙开粭较少见,多为牙源性,主要是在后牙骨粘连、或者有舌习惯、牙错位等情况下出现。口内可见一侧或者双侧个别后牙在正中粭位时无粭接触,舌常置于上下颌牙的开粭间隙中,牙齿低位错位,牙槽生长不足,纵粭曲线异常。面部并不出现明显畸形。

【治疗原则与方案】

1. 乳牙列及混合牙列期

(1) 矫治舌习惯:舌习惯是后牙开粭形成的重要因素。可用腭屏、腭网破除舌习惯。大多数乳牙列期及替牙期患儿后牙开粭可在牙萌出及牙槽高度增长过程中逐渐改正。

(2) 颌内或颌间支抗牵引：若破除舌习惯后仍存在个别后牙开𬌗，可使用颌内或颌间支抗矫治器牵引低位牙，使之与对𬌗牙接触。

(3) 颌间垂直牵引：当上下颌后牙均为低𬌗错位者，可使用固定矫治器行颌间垂直牵引。

2. 恒牙列早期及成人

(1) 外科、正畸、修复联合治疗：由后牙骨粘连引起的后牙开𬌗，可配合外科开窗 - 正畸牵引将其逐渐移动到理想的位置。对于不能完全牵引到位或发生再粘连的牙可保持移动的位置，待生长明显结束后再用嵌体、冠修复等方式恢复正常咬合接触

(2) 自体移植：在外科开窗后将粘连牙脱位直接移动到理想位置，移植愈合期中应严格保持和固位。

（赵志河　廖　文）

第十二章

锁 𬌗

【概述】

锁𬌗(scissors bite)又称跨𬌗,是上、下颌牙弓及颌骨水平向(宽度)不调所致,上下颌后牙错位,无𬌗接触。可发生于单侧或双侧,常见于上下颌前磨牙及第二磨牙区。表现为:上颌个别后牙或多数后牙被锁结在下颌后牙的颊侧或舌侧,或是下颌个别后牙或多数后牙被锁结在上颌后牙的颊侧或舌侧。临床中分为正锁𬌗和反锁𬌗。个别牙锁𬌗多与个别乳磨牙早失、滞留或恒牙胚位置异常有关;而牙弓长度发育不足,也可造成第二磨牙正锁𬌗。多数后牙锁𬌗多因一侧多数磨牙严重龋坏或早失所致。

【诊断要点】

(一) 病史

1. 是否有个别乳磨牙早失、滞留或恒牙胚位置异常,错位萌出病史?

2. 是否有多数乳磨牙严重龋损或早失病史?

3. 是否存在牙弓长度不足、后牙段拥挤等现象?

4. 是否有吮指、托腮、口呼吸等不良习惯?

5. 是否存在单侧咀嚼习惯?

6. 是否存在早接触、𬌗干扰等咬合不适?

7. 是否存在关节的疼痛、弹响、下颌运动异常等关节问题?

8. 是否有颌面部外伤史?

9. 是否有颜面部的不对称?

10. 是否有明显的颌骨发育不良、小颌畸形?

11. 是否有单侧髁突良性肥大、偏面萎缩综合征、唇腭裂、巨舌症等疾病史?

12. 是否继承了家族的面部或牙齿特征?

13. 是否有全身性疾病？如 Brodie 综合征、镜面人等。

14. 目前口腔卫生和口腔健康状况及其他口腔治疗史。

（二）锁𬌗的分类

1. 按锁𬌗发生的部位　单侧锁𬌗、双侧锁𬌗。

2. 按锁𬌗发生的范围　个别牙锁𬌗、多数牙锁𬌗。

3. 按锁𬌗的临床表现　正锁𬌗、反锁𬌗。

4. 按锁𬌗的发生机制　骨源性锁𬌗、牙源性锁𬌗、肌源性锁𬌗、综合性锁𬌗。

（三）临床表现

1. 𬌗学表征

（1）正锁𬌗：上颌后牙舌尖的舌斜面位于下颌后牙颊尖的颊斜面的颊侧；

（2）反锁𬌗：上颌后牙颊尖的颊斜面位于下颌后牙舌尖的舌斜面的舌侧。

2. 可出现在任何年龄段，替牙末期及恒牙期常见，少见于乳牙𬌗。正锁𬌗多见，反锁𬌗少见。

3. 常伴有不同程度的上颌牙、下颌牙或两者并存的垂直向牙伸长。

4. 常伴有不同程度的𬌗干扰。

5. 上下颌牙列咬合接触后常发生下颌骨功能性移位。

6. 下颌侧向运动受干扰，常表现出斩型（chopping-type）而非研磨型（grinding-type）的咀嚼模式，且患侧咀嚼效率较低。

7. 常诱发颞下颌关节紊乱病（TMD），出现颞下颌关节症状，如疼痛、弹响、开口型偏斜等。

8. 单侧锁𬌗可出现颌面部肌肉动力不平衡，咀嚼运动时患侧咀嚼肌活动的平均振幅较健侧低。且因患侧非正常的𬌗关系和𬌗干扰，更易形成偏侧咀嚼。

9. 严重者影响颌骨发育，出现颜面部不对称畸形。

10. 双侧正锁𬌗多见于小下颌畸形。

11. 骨性锁𬌗可见上下颌牙弓及颌骨宽度不调。

12. 其他　头痛、口面部疼痛不适等。

（四）影像学检查

1. 常规拍摄全景片，必要时辅以𬌗翼片和根尖片。

2. X 线头颅定位侧位片，存在颞下颌关节问题者可加拍颞下颌关节开闭口位片。

3. 存在阻生牙、骨性不对称和其他特殊情况需加 CBCT 辅助诊断。

4. 生长期患者需关注头颅侧位片的颈椎形态以评估其生长潜力。

【鉴别诊断要点】

锁殆与其他错殆畸形主要通过其殆学表征来辨别。而牙性锁殆和骨性锁殆鉴别主要看基骨的宽度是否在正常范围。上下颌牙弓正常的磨牙和尖牙宽度统计数据见表 12-0-1。

表 12-0-1　牙弓宽度测量表

年龄（y）	男性			女性		
	尖牙	第一前磨牙	第一磨牙	尖牙	第一前磨牙	第一磨牙
上颌牙弓宽度（mm）						
6	27.5+	32.3 ±	41.9	26.9 ±	31.7 ±	41.3
8	29.7 ±	33.7 ±	43.1	29.1 ±	33.0 ±	42.4
10	30.5 ±	34.4 ±	44.5	29.8 ±	33.6 ±	43.5
12	32.5	35.7	45.3	31.5	35.1	44.6
14	32.5	36.0	45.9	31.3	34.9	44.3
16	32.3	36.6	46.6	31.4	35.2	45.0
18	32.3	36.7	46.7	31.2	34.6	43.9
下颌牙弓宽度（mm）						
6	23.3 ±	28.7 ±	40.2	22.2 ±	28.4 ±	40.0
8	24.3 ±	29.7 ±	40.9	24.0 ±	29.5 ±	40.3
10	24.6 ±	30.2 ±	41.5	24.1 ±	29.7 ±	41.0
12	25.1	32.5	42.1	24.8	31.6	41.8
14	24.8	32.3	42.1	24.4	31.0	41.1
16	24.7	32.3	42.8	23.9	31.0	41.5
18	24.8	32.8	43.0	23.1	30.8	41.7

* 牙齿中心之间的距离 mm

【治疗原则与方法】

（一）正锁殆的矫治

1. 个别牙锁殆

（1）前磨牙区个别牙正锁殆：多见于上颌个别后牙颊向错位,同时伴有或不伴有下颌个别牙舌向错位。矫治方法:健侧制作殆垫解除咬合锁结,锁结牙上带环,上下颌牙行交互牵引。牙量骨量中重度不调(牙量 – 骨量 >5mm)时,也可考虑拔除锁𬌗的前磨牙,再行常规固定矫治。但拔牙矫治方案应充分评估对患者侧貌的影响。

(2) 单侧上下第二磨牙正锁𬌗:临床中较多见,且以上颌磨牙颊向错位为主,下颌磨牙位置大体正常或轻微舌向错位。矫治方法:①若同侧第三磨牙尚未萌出或即将萌出,且第三磨牙大小位置较正常,可将该第二磨牙拔除,以便第三磨牙自行调位至第二磨牙处。但应注意拔牙时机的选择:应在第三磨牙牙根发育至 2/3 以内时进行,患者年龄在 14~16 岁为宜。②若同侧第三磨牙形态异常或位置不正,通常需要拔除上颌第三磨牙,为上颌第二磨牙的矫治创造间隙。矫治方法同个别牙正锁𬌗,但应注意对上下颌牙列的垂直向控制。若对垂直向的控制较困难时,可选用微种植钉作为支抗,有效地矫治锁𬌗且防止矫治牙的伸长。

1) 双侧上颌后牙颊向错位或倾斜引起的正锁𬌗:若下颌后牙位置正常,仅双侧上颌后牙颊向错位或倾斜,可在戴用𬌗垫解除咬合锁结后,于上颌左右锁𬌗磨牙之间放置横腭杆或改良横腭杆(适用于上颌第二磨牙颊移且无近中移位的锁𬌗)使颊向错位或倾斜的上颌后牙内收,以达到缩弓的目的。或用活动矫治器附簧或方丝"口字曲"矫治法使锁𬌗牙受力逐渐进入牙弓。

2) 双侧下颌后牙舌向错位或倾斜引起的正锁𬌗:若上颌牙齿位置正常,仅双侧下颌后牙舌向错位或倾斜,可在戴用𬌗垫解除咬合锁结后,通过对舌弓或改良舌弓加力(纠正下颌第二磨牙舌侧移位),使下颌锁𬌗磨牙颊移。

2. 多数牙锁𬌗

(1) 单侧多数后牙正锁𬌗:乳牙列期、混合牙列期因𬌗干扰可导致单侧功能性锁𬌗,常伴有咬合不调和颞下颌关节紊乱病(TMD)。此类型以调磨干扰牙为主,配合功能矫治器(如肌激动器)矫治此功能性错𬌗。

然而,恒牙期的锁𬌗功能性异常较少见,多已产生了不对称的变化。

对于牙 / 牙槽型及神经肌肉异常所致的偏颌畸形,早期可设计带翼的扩大导板、单侧斜面导板、功能激活器等矫治装置,利用肌力,将位置偏斜的上、下颌牙弓引导到正常的咬合位置。

对于骨性偏颌畸形的患者,在恒牙列早期可采用螺簧式活动矫治器、舌弓簧及口外面弓等刺激牙弓和颌骨的侧方发育,当上下颌牙弓扩大协调一致后,健侧制作𬌗垫解除咬合锁结,患侧后牙进行多组牙的交互颌间牵引,以改善患侧牙弓形态。

若上述方法均无法解决的、严重的骨性偏殆畸形的患者,可在成年后配合正颌手术行正颌 - 正畸联合治疗以改善面部形态,恢复咬合功能。此类常见的正颌术式有:全上颌骨水平(LeFort Ⅰ型)骨切开术、下颌支矢状骨劈开术(SSRO)、下颌后部根尖下骨切开术(PMSO)及牵张成骨技术(DO)。

(2)双侧多数后牙正锁殆:常见于小下颌畸形、下颌牙弓狭窄者,下颌后牙舌向错位严重,上颌后牙颊侧错位较不明显。此类应主要解决患者牙弓宽度不调的问题,需在治疗中调整上下颌之间的宽度关系,用扩弓装置扩大相对狭窄的牙弓和(或)缩弓装置缩窄相对过宽的牙弓。矫治方法:①施瓦茨(Schwartz)活动矫治器扩大下颌牙弓;②升高咬合后,四眼簧扩弓器扩大下颌牙弓,竖直下颌后牙,建立上下颌后牙正常的咬合关系;③正畸螺旋缩弓器缩窄相对过宽的上颌牙弓;④联合正颌外科治疗。

此类病例矫治较为复杂,通常应在三维方向准确诊断的同时,联合固定矫治器、功能矫治器、颌间牵引装置、殆垫、修复学、正颌外科等多种方法治疗,以达到良好、稳定的矫治效果。

(二)反锁殆的矫治

后牙反锁殆的矫治原则、方法与后牙正锁殆相同,只是在矫治力学设计上正好相反。

(三)锁殆矫治的注意要点

在锁殆的诊疗过程中,明确无误的诊断、治疗方案的制订与实施和治疗时机的选择都对最终治疗的成功与否起着决定性的作用。然而,在具体矫治计划的实施过程中需要注意以下几点:

1. 间隙问题 矫治后牙锁殆要注意间隙问题,如间隙不足、邻牙存在阻挡,可导致矫治牙无法移动或移动过慢。此时需先开拓间隙、去除阻挡,严重拥挤需配合减数或推磨牙向后。

2. 垂直向控制问题 在使用颌间交互牵引时,由于垂直向支抗力不足,其垂直向分力往往使上下磨牙伸长、下颌顺时针旋转、早接触,出现牙齿广泛性开殆。解决办法:避免采用具有垂直伸长作用的颌间交互牵引力,而应使用垂直向压低力及颊舌向水平力(如改良横腭杆腭向牵引矫治等),或使用微种植钉提供支抗。

3. 颞下颌关节问题 锁殆的患者常伴有颞下颌关节紊乱病,可先通过制作颌位正确的殆垫(板),在解除锁殆的同时,使颌位恢复正确位置。矫治结束后,再通过压低或调殆的方式降低矫治牙高度,建立咬合平衡。

4. 早接触与殆创伤　锁殆牙矫治前无殆面接触关系,牙尖缺乏生理性磨耗。因此矫治后通常会出现个别牙的早接触,甚至咬合创伤,造成牙齿疼痛或松动。多数情况随着生理性磨耗的进行,早接触通常会自动消失;若早接触持续存在,则需要进行少量的调殆,去除咬合创伤。

5. 矫治时机和保持时间　对于偏颌患者,即使是咬合干扰引起的下颌偏斜,在长期得不到矫治的情况下,也可能会导致一定的骨骼异常。因此,应该考虑尽早矫治,不一定要等到恒牙期。且偏颌矫治后的保持应一直延续直至生长停滞后,建立新的肌动力平衡为止。临床中常用加导斜面或带翼的Hawley 保持器,以保证其治疗的效果与稳定。

综上,后牙锁殆对咀嚼功能、咀嚼肌及颞下颌关节危害较大,若不及时诊治可能影响患者颌面部的发育,甚至影响患者的身心健康,造成终生遗憾。因此应给予后牙锁殆足够的重视,尽早矫治,遵从开辟间隙、解除锁结的前提下移动上下颌后牙向颊侧或舌侧的矫治原则。并且后牙锁殆临床表现多样,治疗方法灵活,复杂病例应依据患者的实际情况采取多方式联合、多学科配合的个性化治疗,以达到最佳效果。

(赵立星)

第十三章

正颌－正畸联合治疗的正畸诊疗常规

　　严重骨性畸形是指上下颌骨存在严重三维空间关系不协调、形态异常的牙颌面畸形。通常主要表现为颌骨矢状向、垂直向及／或横向不调，常伴有不同程度的错𬌗畸形，严重影响患者美观及功能。严重骨性畸形的形成主要与遗传、不良习惯、口颊肌群功能异常和局部干扰、外伤等因素相关。该类患者常需要通过正颌－正畸联合治疗，进行颌骨结构和形态的调整，重塑骨面的均衡，改善患者的颜貌形态及口颌系统功能，并维持其长期稳定性。

第一节　术前正畸

【诊断要点】

　　根据颌骨形态异常部位及空间不协调关系，可将严重骨性畸形大致分为以下几类：

　　1. Ⅱ类骨性畸形　下颌骨相对于上颌骨处于后缩位或上颌骨相对于下颌骨处于前突位置，ANB 角大于 5°。主要包括下颌后缩和上颌前突，或上颌前突伴下颌后缩。

　　患者多为凸面型，下颌后缩，闭唇时颏肌紧张，颏唇沟变浅或消失，面下 1/3 短；上颌前突，常伴有开唇露齿，严重者呈鸟嘴面容。

　　患者上颌前牙直立或舌倾，同时常存在牙弓狭窄问题，特别是上颌牙弓狭窄，上颌尖牙及前磨牙舌倾。下颌牙弓后退，下颌切牙过长、唇倾。前牙深覆𬌗、深覆盖，下唇习惯性陷入上切牙舌面。

　　严重Ⅱ类骨性畸形的诊断，除观察上述临床表现外，还应结合 X 线头影测量结果进行分析,包括 SNA 角、SNB 角、ANB 角以及 A 点和 B 点的位置关系。例如,A 点前移,SNA 角增大,常表示上颌骨发育过度。通常,正颌 - 正畸联合治疗指征为:前牙覆盖 >10mm,单纯拔除上颌 2 颗前磨牙,内收前牙后覆盖仍较大;Pg-Nperp>18mm,下颌切牙相对于发育不足的下颌前突;Go-Pg<70mm,下颌体短;N-Me>125mm,面高长。

2. Ⅲ类骨性畸形 下颌骨相对于上颌骨处于前突位或上颌骨相对于下颌骨处于后缩位置,ANB 角小于 –2°。主要包括下颌前突、上颌后缩,或下颌前突伴上颌后缩。

患者多为凹面型,下颌发育过度,面下 1/3 前突,下唇位靠前;上颌发育不足者可出现鼻旁及眶下区塌陷。上颌露齿不足,前牙反𬌗或者对刃𬌗,上颌切牙拥挤或代偿性唇倾,下颌前牙代偿性舌倾。磨牙常为近中关系,下颌后牙代偿性舌倾,伴或不伴下颌偏斜。

严重Ⅲ类骨性畸形 B 点前移,SNB 角增大,或(和)A 点后缩,SNA 角减小。ANB 角为负值。Wits 值也多为负值。通常,正颌 - 正畸联合治疗指征为:ANB 角 <–4°;下颌切牙长轴与下颌平面的后交角(L1-MP 角)<83°;鼻根点至颏前点连线与前颅底平面所构成的角(SNP 角)>83°;颏角(IDP-MP 角)<69°;联合变量(CV)<201°。

3. 双颌前突畸形 常为Ⅰ型骨性畸形,即上下颌骨相对近远中关系正常,ANB 角在 0~5°。

患者多为明显凸面型,常伴有颏后缩,侧面观呈"鸟嘴"状典型面容。上下唇多闭合不全,前牙暴露,微笑露龈,可伴牙周炎。牙列大多较整齐,甚至前牙覆𬌗、覆盖基本正常,后牙为中性关系,但唇部前突,并表现为前牙区的切牙唇倾、过长与拥挤等。

头影测量常显示:SNA 角、SNB 角明显增大,颏点(Pg)后缩,上下颌前牙唇倾,上下切牙间角减小。

4. 开𬌗畸形 严重骨性开𬌗畸形患者面型主要表现为下颌骨发育异常,下颌支短,下颌角大,角前切迹深。下颌平面陡,下颌呈顺时针旋转生长型,面下 1/3 过长,严重者呈长面综合征表现。可能伴有上颌前上旋后牙槽过高、上下颌前牙及牙槽骨代偿性增长,常有升颌肌功能活动低下,甚至出现肌功能紊乱。

从咬合的角度观察,其特点主要有:牙弓局部无咬合接触,最常见于前牙区,严重者仅后方磨牙有咬合接触,前后𬌗面成阶梯,可伴有前牙深覆盖、反𬌗或偏颌等；上颌牙弓狭窄，可呈 U 字形、上下弓形大小宽度不协调；𬌗曲线不正，上颌𬌗平面过陡、下颌𬌗曲线为反𬌗曲线。

诊断时，应配合 X 线头影测量分析，主要参考指标包括：ODI 减小（A-B 平面与下颌平面夹角、PP 平面与 FH 平面的夹角之和）；下颌平面角（FH-MP 角）增大；PP、OP、MP 三平面离散度大；Y 轴角大；后前面高比（S-Go/N-Me）减小等。

5. 偏颌畸形　骨性偏颌畸形主要表现为面部不对称，常涉及颅颌面多块骨骼，包括上颌骨、颧骨、颧弓及眼眶，但以下颌骨不对称为主，且表现最为明显。患者除了左右横向不对称的问题以外，常伴有矢状向和垂直向的畸形。

（1）临床分类

1）颏偏斜畸形：虽可单独存在，但往往伴发于下颌偏颌畸形。

2）下颌偏颌畸形：主要分为两种类型，一种是由于一侧下颌骨发育过度（如髁突颈过长）引起的单侧下颌前突畸形；另一种是因为一侧下颌骨（如髁突）发育不足引起单侧小下颌畸形。

3）半侧下颌肥大畸形：也称半侧颜面肥大畸形，这种发育性颌骨不对称畸形在临床中并不罕见。

4）半侧颜面短小畸形：主要是由第一、第二鳃弓发育异常引起，故又称为第一、第二鳃弓综合征。

5）偏面萎缩畸形：同时累及上下颌骨甚至眶周及颧部软硬组织的复杂颜面部不对称畸形。

另外，由于外伤、肿瘤、颞下颌关节强直、骨缺损等亦可引起继发性的偏颌畸形。

偏颌畸形患者常表现为面部左右不对称，常伴有𬌗平面倾斜或（和）口角连线倾斜。张闭口时下颌向一侧偏斜。上下颌骨形态大小不对称，包括髁突、下颌升支与体部长度不一致。常有牙齿不对称倾斜代偿，上颌牙列向偏斜侧倾斜、下颌牙列向对侧倾斜，上下颌牙弓不对称。

（2）检查要点：诊断时，除常规病因鉴别，临床检查，X 线检查，模型分析外，还应注意以下检查结果。

1）后前位 X 线头颅定位侧位片：观察颅颌面部左右结构的对称性，评估面中线与牙列中线的一致性。

2）颞下颌关节 X 线检查：利用关节许氏位片、关节造影、关节内镜、关节 CT 和 MRI 检查等，了解患者关节形态、结构、功能情况。

3）颅颌面部 CT 及三维重建：了解颅颌面部各结构空间关系，明确偏颌畸形发生的部位和程度,并可辅助手术设计和预测。

4)核素扫描:对年轻骨性偏颌畸形患者,判断下颌差异生长是否趋于稳定,从而确定治疗时机。

【治疗原则与方案】

正颌 - 正畸联合治疗的患者治疗过程和步聚一般分为:检查诊断→制订手术和正畸治疗方案→术前正畸→外科手术→术后正畸。

(一) 矫治时机选择

1. 一般情况下,正颌外科治疗应等到患者颌骨生长发育基本结束后再进行。

2. 生长发育过度的颌骨畸形,除非患者有很严重的社会心理问题,并且愿意接受二次手术时方可考虑在其生长发育高峰期后即进行手术,否则都应在生长发育完全停止后再进行手术,以避免二次手术。

3. 遗传因素引起的颌骨生长发育不足,如颅骨骨缝早融或严重的偏侧小颌畸形,目前观点认为应在婴儿或儿童时期手术。

4. 因颌骨发育受限而造成的随着生长发育进行性加重的颌骨发育不足,如由于儿童时期外伤或感染而造成颞下颌关节强直,继而影响下颌骨生长发育的患者,可在生长发育高峰前期手术治疗,解除其限制因素,使颌骨在生长发育高峰期到来时能正常生长。对于其他无明显限制因素的颌骨发育不足,目前认为可在患者生长发育高峰期结束后即进行手术。

5. 随着牵张成骨技术(distraction osteogenesis,DO)的逐渐成熟,一部分严重影响患者社会心理发育的骨性畸形已经可以提前到 6~8 岁即通过牵张成骨技术加以治疗,从而尽早改善患者的侧貌,以利于他们社会心理的正常发育。如中等程度的偏面萎缩畸形,以及 Crouzon 综合征、Apert 综合征等。

(二) 正畸前口腔问题的处理

1. 常规牙周基础治疗并治疗龋齿。

2. 牙周病患者应进行炎症控制,待牙周炎处于静止期后才可以开始矫治。

3. 有颞下颌关节症状者,一般应在急性期症状消除后再考虑正颌 - 正畸治疗。

4. 如有多数牙缺失,需修复解决者,通常应在术后正畸调整后再进行最终义齿修复。

5. 对有咬合干扰者,应配戴𬌗板后,作髁位记录以确定正常的正中关系位置。

6. 第三磨牙是否拔除问题，应视具体情况而定，一般而言，严重骨性下颌前突患者、已龋坏、已形成𬌗干扰或妨得手术就位的第三磨牙，应先行拔除。

（三）术前正畸方法

1. 去除牙齿代偿移位　将原代偿性舌倾或唇（颊）倾的牙齿竖直，建立牙齿和颌骨之间的正常关系。去除代偿后，患者面型和咬合关系可能较治疗前恶化。

2. 排齐牙列　牙齿错位常妨碍术中颌骨的移动，对实施分段移动颌骨的患者，术中无法行牙列骨段切开或行骨切开术时损伤牙根，术后也难以建立稳定的𬌗关系。排齐牙列时，对骨量严重不足者或伴有严重拥挤者、以及需要前后移动较大距离才能改善面形者，可考虑拔牙；对失牙或有牙间隙者可通过集中间隙以供后期修复。

3. 整平𬌗曲线　是改善异常𬌗曲线，使牙弓𬌗曲线恢复正常，为顺利进行颌骨的重新移动定位和咬合关系的改善创造条件。整平𬌗曲线主要是改变牙齿的垂直向位置关系。对正颌外科患者整平𬌗曲线的方法较多，临床中常常采取综合的方法才能有效地整平𬌗曲线。

（1）外科手术整平𬌗曲线：颌骨垂直向发育异常伴𬌗曲线异常的患者，可在施行上颌 LeFort I 型分段骨切开及上下颌根尖下骨切开术等术式矫治颌骨畸形的同时整平异常𬌗曲线，这种方法的效果稳定而且缩短了正畸疗程。

（2）伸长后牙整平𬌗曲线：对短面综合征或骨性深覆𬌗、下颌骨发育不足的患者，应通过伸长后牙的方法整平𬌗曲线。根据患者的情况可以术前通过常规正畸措施进行矫治，也可以术后进行。术后整平𬌗曲线的患者术前只调整下颌切牙的前后位置而保持其垂直位置及𬌗曲线不变，通过手术使下颌切牙随着下颌骨向下向前移动并与上颌切牙建立正常的覆𬌗、覆盖关系。术后前磨牙区常无咬合接触，通过弓丝及局部垂直牵引，整平𬌗曲线并建立正常的𬌗关系。

（3）压低前牙整平𬌗曲线：垂直生长型的深覆𬌗患者应尽可能压低前牙整平𬌗曲线，避免升高后牙，加重畸形。在术前正畸过程中，可用口外弓、腭杆、舌弓、种植钉等增加磨牙支抗，控制磨牙的伸长、远中倾斜及腭向倾斜，使用轻力压低前牙。

（4）唇倾前牙改善𬌗曲线：对伴有代偿性舌向倾斜的牙颌面畸形患者，在去代偿治疗唇向移动前牙时，可在一定程度上降低纵𬌗曲线曲度，从而整平牙列。

（5）横殆曲线的调整：通过弓丝转矩、颌内颌间牵引以及曲簧的设计，将旋转、错位、倾斜牙的颊舌侧牙尖矫正调平。对因长期无功能接触及无磨耗的过长牙尖，可做适当调磨，以保证在术中牙列最后对合固位时，无咬合高点、创伤及殆干扰。

4. 协调上下颌牙弓形态　骨性错殆患者常存在上下颌牙弓形态和大小的失调，术前正畸治疗必须使上下颌牙弓协调，避免咬合干扰影响术中骨段的移动和术后稳定。应参照患者颌骨形态、结合牙弓现有形态（如失牙、缺损或裂隙等），以及手术要求等确定基准弓形态标准，并以此设计上下标准弓丝形态。

5. 去除术后殆干扰　因颌骨手术后，上下颌牙齿殆面接触区域和磨耗情况与手术前是完全不同的，这样常常导致术后咬合早接触，妨碍手术中颌骨的移动、就位和术后颌骨的稳定性。因此，在术前正畸过程中应适当进行调殆，尤其是术前正畸治疗接近结束时，应经常制取研究模型进行分析，了解上、下颌牙齿在新的颌骨位置时，咬合早接触的情况，并进行适当调整。

（四）常见骨性畸形的术前正畸处理要点

1. Ⅱ类骨性畸形

（1）牙弓的扩大：主要采用腭侧装置扩弓和弓丝的协调，常用的腭侧装置有四眼簧扩弓器、镍钛扩弓簧、Hyrax 扩弓簧与 Hass 扩弓簧等。

伴有严重骨性牙弓狭窄患者，还可通过外科手段松解腭中缝或者行骨皮质切开术或两者同时进行的外科辅助快速扩弓法。

（2）切牙的定位：在术前正畸时应确定上下颌切牙的倾斜度和位置。如果排齐牙列与整平牙弓将造成前牙过度倾斜，特别是下颌切牙唇倾明显时，应考虑拔牙。如果排齐后会造成颌骨矢状方向移动不足影响到容貌改善时，也应拔牙以提供更大的颌骨移动范围。

（3）弓形的协调：根据术式不同有所侧重。

1）整体移动上或下颌骨（如 IVRO、SSRO 与 LeFort Ⅰ型骨切开术）：术前矫治重点应为整体上下颌列的排齐调整，上颌牙弓的去代偿扩大与上下颌弓形大小的协调。

2）后退上颌前部牙骨段（上颌前部骨切开术，anterior maxillary osteotomy，AMO）保持上下颌牙弓后段弓形不变，主要进行上下颌前部弓形的协调。同时，下颌前部应预留足够位置供上颌前部后退，上颌应保留好拔牙空间供上颌前牙骨段后退。还应注意将上颌尖牙区宽度略向颊侧扩大，以使术后的上颌尖牙远中截骨端与后牙截骨端对接时不致有太大的阶梯,增大骨接触面,利于创口愈合。

(4) 排齐牙列,整平殆曲线:多数Ⅱ类骨性畸形患者纵殆曲线都较深,一般应在术前整平,避免影响术中颌骨的移动。

(5) 拔牙模式:根据手术方式不同,去代偿、排齐牙列、整平殆曲线所需要的间隙不同,拔牙模式有所不同。最常见是拔除 15、25、34、44 牙,也有拔除 34、44 牙,以及拔除 14、24、34、44 牙的情况。

2. Ⅲ类骨性畸形

(1) 牙弓宽度协调:骨性Ⅲ类错殆的术前去代偿应视上颌后段牙弓宽度的不同,而分别采用:

1) 扩大上颌牙弓,方法同前;

2) 缩小下颌牙弓,方法包括:减数拔牙,反向应用螺旋扩弓器,橡皮圈颌内交互牵引,腭部种植钉牵引等;

3) 协调上下颌牙弓。

(2) 切牙的定位

1) 下颌牙弓:用细丝排齐整平牙列后,通过方丝弓转矩及转矩辅弓的运用等改正下颌牙舌向倾斜,建立下颌前牙与下颌骨之间的协调关系。

2) 上颌牙弓:根据手术方法,参考颌骨形态,选择扩大前牙弓或拔牙方法排齐上颌前牙,调整上颌切牙位置,建立上颌前牙与上颌骨之间的正常关系。

(3) 弓形的协调:骨性Ⅲ类畸形多采用颌骨整体移动手术(IVRO、SSRO 与 LeFortⅠ型骨切开术)矫治,常使用上下整体弓丝协调上下颌牙弓形态。术前正畸应定期制取研究模型,通过模型分析发现问题,根据需要调整弓丝。

(4) 拔牙模式:骨性Ⅲ类错殆因去代偿、排齐牙列、整平殆曲线等原因,有时需要拔牙。常用的拔牙模式是拔除 14、24 牙或者 14、24、35、45 牙。

3. 双颌前突畸形　根据不同手术方式,术前正畸注意要点如下:

(1) 上下颌前部骨切开术

1) 维持后牙区稳定,原则上不随意改变后牙区弓形大小及其殆关系;

2) 应适当扩大上下颌尖牙远中区宽度,可用片段弓扩大前段末端尖牙区的远中宽度;

3) 协调前牙区对接上下颌弓形,弧度应协调一致,使手术后退后有正常的覆殆、覆盖。

4) 切牙过度唇倾及伸长者,可在术前正畸中微内收压低切牙、伸长尖牙或在术后正畸中再行调整。

(2) 上颌前份根尖下截骨后退术 + 下颌牙列前段正畸内收：对于有些患者为减少手术创伤，可考虑下颌采用正畸拔牙内收矫治，仅上颌前段做骨切开后退术。这种设计避免行下颌前部根尖下骨切开后退术，同时也便于外科医师行颏前徙术。术前正畸应注意手术区上颌尖牙与前磨牙的对接，以及上下颌牙弓形态的协调。定期获取模型，做模型外科，根据情况做实时的调整。

(3) 上下颌牙列正畸治疗 + 颏成形术：对于单纯牙 / 牙弓前突，上下颌牙槽基部（A 点、B 点）无前突，牙龈暴露不明显及颏后缩的病例，可按常规正畸矫治双颌前突的程序，拔除 4 颗前磨牙后，内收前段牙弓。正畸治疗完成后，行颏成形术。

4. 开𬌗畸形　术前正畸应根据不同病因机制及手术设计进行。

(1) LeFort I 型截骨术：适用于上颌向前上旋转，后牙槽过高的患者。通过上颌前段向下、后段向上整体旋转上颌，下颌自动向前旋转复位或者配合下颌手术的方式矫治。术前正畸重点为：

1) 整体弓丝排平上下咬合曲线，平整𬌗面；

2) 各自排齐上下颌牙列；

3) 对上颌牙弓狭窄者行扩弓处置，协调上下弓形。

该类患者应通过制取研究模型在口外比对后，进行弓丝的弯制调整。

(2) 颌骨前部阶段性骨切开术：适用于前牙区垂直向发育不足，手术中对称拔除前磨牙（多选第一前磨牙），拟做上颌前部骨切开、下颌前部根尖下骨切开或上下颌前部骨切开术矫治的患者。术前正畸重点为：

1) 结合模型分析，分别矫治前牙及后牙段，排齐整平牙列；

2) 分别调整前后段弓形，使其后牙（非手术移动区）有稳定的咬合接触，使手术移动段对应牙弓的形态吻合；

3) 通过模型外科分析，维持后牙咬合并在调整前牙接触中确定术后的最佳咬合关系。术中采用分段骨切开术拼对各骨段从而矫治异常𬌗曲线，术后再做精细调整可获得良好稳定的治疗效果。

(3) 严重骨性 II 或 III 类畸形伴开𬌗：可参考前述骨性 II 或 III 类术前正畸矫治要点，即做好上下颌牙齿的排齐、上下𬌗曲线的整平，以及上下颌弓形的协调，并在颌骨的移动手术中，同时解决开𬌗问题。

5. 偏颌畸形　术前正畸矫治在去除牙代偿、排齐整平牙列、协调上下颌牙弓形态大小和使上下颌牙咬合接触达到稳定时，还应注意以下问题：

(1) 复原牙弓对称性：可附置𬌗平面板打开咬合，以利于牙齿的移动与调整。同时,𬌗板可记录个体稳定的髁突位(正中关系位),利于手术正确评估骨移动量。

(2) 分步调整:可先行单颌牙弓(上或下颌)调整,随着弓形位置的改善,常可减轻咬合障碍与干扰,有利于对颌牙弓形态的施力调整。

(3) 确定基本弓形及中线:参考患者颌骨形态、面型等确定患者牙弓形态,根据手术方式确定上下颌牙弓的中线关系。对于双颌手术患者,上下颌中线偏斜均可通过手术改善,术前正畸治疗重点是协调上下颌弓形,下颌中线应与颏部中点一致。如对下颌骨偏斜为主拟做单颌手术的患者,应注意保持及调整上颌牙中线和上颌弓形,尽力矫正上颌𬌗平面,上颌牙列中线与面中线一致,下颌牙列中线与颏部中点一致。

(4) 其他:对个别错位牙因上下颌骨关系异常导致的咬合干扰,无法完全纠正的局部弓形畸形,只要不影响手术对位与固定,可留待术后正畸解决。

第二节　正颌手术前准备

【概述】

当术前正畸基本完成时,应制取上下颌模型,进行拼对观察,当牙列已基本排列整齐、𬌗曲线平直、上下颌弓形协调、有稳定全面的咬合接触,可进行手术治疗。临床中,有时为节省时间,不必刻意追求达到咬合的完美,通常只要能达到在模型上模拟术后咬合时,前后牙覆𬌗、覆盖关系基本协调,上下咬合有全面接触、无翘动时即可通知外科医师会诊,做术前预测及模型外科,确定最后的手术方案,进入手术前的最后准备。剩余牙间隙等小问题可留在术后正畸解决。

正颌外科术前最后准备主要包括:固定弓丝、定位𬌗导板的制作等。

（一）固定弓丝

正颌外科手术移动牙 - 骨段至新的位置后的固定分为骨内和骨外固定两种方式。前者通过钛夹板、螺钉或者用钢丝进行骨段之间的固位,由外科医师在术中完成;而骨外固定装置则是通过固定弓丝及定位𬌗板进行单颌或颌间结扎固定,需要正畸医师在手术前做好准备。

1. 固定弓丝　一般选用尺寸大小与托槽槽沟宽度和深度相适应(约小于槽沟径 0.002 英寸)的方丝。

2. 唇弓丝的弧形　应顺着模型外科按手术方案拼接对位后的牙弓唇面弧形弯制（随形弓）。保证其成形后能顺利入槽，并不对牙列产生机械力。

3. 在方形唇弓丝上，约在各托槽间的中间位置，直接压接（或焊接）成品牵引钩，钩端朝向龈方。

4. 完成后的固定唇弓可预先用结扎丝拴扎固定于牙列上，但对手术需切断牙弓者（例如上颌前部骨切开术），应在手术完成后再拴扎。

（二）定位𬌗导板

定位𬌗导板是引导移动后的整体或分段骨块精确地定位于术前设计的咬合位置，最终决定手术后上下颌骨的位置及咬合关系。定位𬌗导板的作用一方面是为了引导"定位"颌骨于新的位置；另一方面是稳定术后咬合关系。

1. 𬌗导板要求

（1）𬌗导板分为中间𬌗板和终末𬌗板。单颌手术仅用终末𬌗板；双颌手术则需要制作中间𬌗板和终末𬌗板。

（2）𬌗导板的咬合印迹应清楚，其咬合面应包裹牙冠深度约 1~2mm。唇颊面覆盖切缘与颊尖 0.5~1mm，舌侧微宽 1~2mm。

（3）在不影响𬌗关系及𬌗导板强度的前提下，𬌗导板应尽可能薄，一般厚3mm 左右。

（4）𬌗导板边缘应打磨光滑，在每一带环、锁槽印记的唇颊侧应作缓冲。

（5）有时需要在每一牙间隙印记的唇颊侧各钻一个孔，以便于结扎丝从此孔穿过进行颌间结扎和固定。

2. 中间𬌗板制作要点

（1）术前正畸治疗完成后，取患者上下颌模型，用面弓转移颌骨、髁突及牙弓位置关系，安置于可调式𬌗架上。

（2）根据测量分析决定的上颌骨移动位置，完成上颌骨石膏模型的切割、移动和拼对及固定，将上下颌模型按此时的咬合关系进行对合。

（3）在上下颌牙列模型上涂分离剂，用自凝树脂制作中间𬌗板。

3. 终末𬌗板制作要点

（1）双颌手术患者，在完成上颌模型移动、固定后，以模型外科矫治后咬合关系为标准，完成下颌模型的切割、移动和拼对。将上下颌模型按此时的咬合关系进行对合，制作手术𬌗板。

（2）单颌手术患者，可根据模型外科设计咬合关系，将上下颌模型在此位置对合，安置于𬌗架上（单颌手术可选简单𬌗架）。在上下颌牙列模型上涂分离剂,用自凝树脂制作终末𬌗板。

4. 数字化𬌗导板　随着数字化技术的飞跃发展,通过螺旋 CT、CBCT、激光扫描、三维成像技术等获得的患者颅颌面及牙列的三维重建影像,可用于正颌治疗方案的计算机模拟。模拟预测的结果,配合数字化设计、3D 打印等技术,可制作精确的定位𬌗导板。

5. 𬌗导板的试戴　𬌗导板制作完成后,在手术前应分别在上下颌牙弓上或上下颌牙列模型上试戴,检查是否与上下颌牙弓𬌗面外形一致,有无翘动和早接触,是否与𬌗面平衡接触。试戴合适后,应进行消毒,以备术中使用。

第三节　术 后 正 畸

【概述】

正颌手术已基本恢复上下颌骨的正常位置关系,但这种新建立的牙 - 颌关系尚不稳固。因此,手术后为了进一步改善咬合功能,需要通过进一步的正畸治疗尽快地取得𬌗平衡,防止畸形的复发,及时关闭剩余间隙或利用剩余间隙矫治拥挤错位牙等。

【治疗原则与方案】

1. 术后正畸时机

(1) 对单纯行下颌支垂直骨切开术矫治下颌前突的患者,通常行颌间固定 4 周后去除𬌗导板,随后嘱患者行开口训练 2 周,待张口度基本恢复后,摘去固定弓丝进行术后正畸治疗。

(2) 对做坚固内固定、体质健康、恢复较好的患者,可行颌间固定 1~2 周取出定位𬌗导板,并开始行开口训练,术后 4 周即可开始术后正畸矫治。

(3) 对接受双颌手术的患者,其颌间固定时间及开始实施术后正畸矫治的时机最好适当延后 2~3 周。

(4) 对一些容易导致畸形复发的因素存在的病例,如开𬌗、舌体大、颌骨移动距离大或唇腭裂继发畸形等,也可适当延长颌间固定时间。

2. 常用术后正畸方法　术后正畸的目标应与常规正畸基本相同,即在已矫治的颌骨基上做代偿性牙移动调整。主要包括:

(1) 排齐错位牙;

（2）关闭剩余牙间隙；

（3）纠正深覆𬌗、矫治小开𬌗；

（4）美学弓调整上下颌牙弓大小及咬合曲线；

（5）精细调整及完善牙齿的咬合接触（调𬌗与牵引）等。

　　一般而言，术后正畸的难度不大。继续利用原矫治器托槽，通过更换不同的弓丝，设计不同的弓丝曲，选取不同的牵引等即可完成。为简化弓丝弯制，必要时也可重新更换托槽，会更有利于顺利完成后期牙列的调整。

第四节　术后保持与功能训练

【治疗原则与方案】

　　正颌外科术后正畸时间不需太长，平均 6 个月左右即可拆去矫治器，但仍应给予一段时间的保持，以稳定治疗效果。

　　1. 术后保持

　　（1）保持器：目前临床中最为常用的保持装置有：Hawley 保持器、舌侧固位丝和负压压膜保持器。

　　（2）使用时间：全天戴保持器的时间一般为 1 年，应定期观察，约 3 个月复诊 1 次，活动式保持器可根据个体情况在 1 年后逐渐减少戴用的时间，直至牙𬌗关系完全稳定，极少数患者需终身戴用保持器。

　　2. 功能训练　正颌外科术后，除常规矫治及戴用保持器外，还应重视口颌系统肌肉的功能训练，包括：

　　（1）关节活动训练：对行颌间牵引固定时间较长者，由于关节腔可能的积液、纤维化、疼痛与开口困难。拆除牵引后应让患者行主动与被动张口训练，必要时加局部理疗康复。主动开口训练可每日 4 次，每次 2~3 分钟，逐渐延长训练时间。也可用开口器行被动张口训练，但要注意力度，且不要在前牙区使用开口器，防止前牙损伤。

　　（2）语音训练：对术后固有口腔体积缩小的患者，舌的活动受限，有时会出现发音问题，这大多经过一段时期适应后可恢复正常。舌的适应能力很强，除非系巨舌，通常不主张行舌体部分切除成形术。

　　（3）肌力训练：手术迅速改变了颌骨的形态和位置，而肌肉则需较长的时间进行适应性改建,才能保持颌位并建立新的咬合平衡。为此,建议患者尽早进食,逐渐增加食物硬度,通过咀嚼运动及下颌前伸与侧方运动,对升、降颌肌群乃至面部表情肌肉进行训练,从而尽快获得术后口腔颌面部形态的协调与功能的稳定。

(邹淑娟　陈建伟)

第十四章

牙周病患者的正畸诊疗常规

【概述】

牙周病是成年人常见的口腔疾病,统计资料显示成人牙周病发病率约为73%。全国口腔流行病学调查发现,大多数成年人都存在不同程度的牙周疾病或病损,牙颌畸形是牙周病发病的重要影响因素之一。健康的牙周组织是正畸治疗的基石,对牙周病患者的正畸治疗旨在充分发挥正畸力的治疗作用,尽量减小其副作用。

【诊断要点】

(一) 病史

牙周病的诊断应考虑:牙周病变的部位和严重程度;导致菌斑聚集的因素;牙周病变的局部致病因素;是否有全身性因素参与;是否有𬌗创伤;错𬌗畸形是否是导致存在的𬌗创伤的原因。这就需要在临床实践中对患者病史进行全面的了解和采集。对于牙周病患者的病史采集主要包括系统病史及牙周病史。

(二) 临床表现

牙周病患者的临床症状可以出现在正畸治疗前、治疗中及治疗后。主要包括:牙龈炎症、牙周袋形成、牙松动及牙槽骨吸收。

1. 牙龈炎症　主要包括牙龈颜色、形态、质地和出血情况,可通过牙龈指数(GI)及龈沟出血指数(SBI)进行评价。

2. 牙周袋形成　使用牙周探针探诊评价牙周袋深浅。成年人牙周病特点为短时间的牙周破坏活跃期和长时间的静止期交替出现,牙周病的静止期可持续数天或数年,在菌斑活跃或自身免疫下降的情况下再次进入活跃期。因此牙周袋的深浅不再作为牙周治疗后的效疗评价标准,一般认为 4~5mm 的牙周袋是可接受的,正畸治疗前的牙周病治疗目标也由减少牙周袋深度转向控制活跃的牙周破坏。

3. 牙松动　用口腔科镊夹持牙齿做颊舌、近远中及垂直方向的移动,检查牙的松动情况及分度。

4. 牙槽骨吸收　主要分为水平性吸收及垂直性吸收,可通过影像学检查对牙槽骨组织吸收情况进行全面分析。牙槽骨吸收的影像学特征为:牙周膜间隙增宽、牙槽骨硬板消失、牙槽嵴顶形态消失、牙槽嵴顶高度降低。

（三）影像学检查

1. X线片　通过X线片可以了解牙槽骨、牙周膜及牙根的情况,牙周病诊断常用的X线片为根尖片、全景片。X线片的投照质量、角度、牙及牙槽骨的影像重叠很大程度上影响了结果判读的准确性,因此应结合临床检查进行判断。

2. CBCT　正畸治疗中牙齿的移动应在骨松质中,临床实践中仅通过二维的X线平片无法对牙周硬组织的三维分布情况进行准确判断。近年来,CBCT的广泛应用有助于获得治疗前及治疗中牙周硬组织的全面信息。观察要点同上。

（四）牙周炎症是否处于静止期的诊断

正畸治疗必须在牙周炎症处于静止期才能开始,下列指标有助于判断患者是否可以开始正畸治疗:

1. 全口菌斑指数控制在25%以内;

2. 全口探诊出血阳性位点百分比在30%以内;

3. 无残留≥5mm的深牙周袋。

【治疗原则与方案】

牙周病不是正畸治疗的绝对禁忌证,对牙周病患者的正畸治疗原则是:明确的牙周风险评估及合理的治疗设计。牙周病患者必须在牙周病静止期、牙周炎症得到有效控制的条件下才能进行,对于中、重度牙周病患者,应该在牙周治疗4~6个月后,进行充分的牙周风险评估之后,再酌情进行正畸治疗。

（一）对患者牙周风险的评估

1. 适应证　牙槽骨高度大于根长1/2;经过完善的牙周治疗后牙周炎症进入静止期;患者可完成有效的菌斑控制;牙移动过程中受力可集中于基骨

上,无不良侧向力;正畸治疗可去除殆创伤,使咬合力均匀分布;正畸治疗目标有利于获得良好的牙周自洁和修复。

2. 危险因素　牙周探诊出血;深牙周袋;牙根暴露;薄生物型牙龈组织;不良正畸治疗史;其他疾病性因素。

3. 禁忌证　未完成完善的牙周治疗,牙周炎症仍处于活动期;牙槽骨高度小于根尖 1/3;根分叉暴露且该处不能进行有效的菌斑控制;牙松动度Ⅲ度;其他进行性疾病未能控制。

（二）合理的治疗设计

1. 正畸治疗中的牙周系统治疗设计

（1）正畸治疗前的牙周治疗:主要包括通过口腔卫生宣教、牙周洁刮治、根面平整、牙周深袋切除、根分叉手术等进行有效的菌斑控制;通过植骨术与引导性组织再生术（guided tissue regeneration,GTR）促进牙槽骨再生;通过膜龈手术改善牙龈退缩。

（2）正畸治疗中的牙周治疗:主要是通过对患者的口腔卫生宣教及每次复诊时的临床检查,保证在正畸治疗中患者的菌斑得到有效控制,必要时进行牙周洁治刮治。

（3）正畸治疗后的牙周整形手术:通过嵴上纤维环切术减少扭转牙的复发,增加正畸治疗结果的稳定性;通过植骨术与 GTR 促进牙槽骨再生;通过膜龈手术改善牙龈退缩,增加附着龈宽度;通过牙龈内陷（皱褶）去除术修整在间隙关闭区出现的牙龈堆积或内陷,从而有助于预防间隙的复发。

2. 正畸矫治器的选择　临床中应该考虑选择利于菌斑控制的矫治器。对于固定矫治器,应考虑选择体积小的托槽;尽量减少矫治器上的附件装置;尽量避免使用带环而选择粘接型颊面管;托槽粘接时应该适量远离牙龈并确保充分去除溢出的粘接剂;多选用金属结扎丝而少用结扎橡皮圈;牵引时尽量避免大面积使用链状橡皮链;使用拉簧时应确保不压迫牙龈并适量远离牙龈。近年来广泛运用的无托槽隐形矫治器由于其可摘戴、相当于牙周夹板的特点,更有利于口腔卫生的维护、稳定松动的牙齿,为牙周病患者的正畸治疗提供了新的选择。在临床运用中,隐形矫治器的切割边缘应该距离釉质牙骨质界1~2mm;对松动的牙避免设计较大的固位附件;减小每副矫治器的牙移动量;避免同时移动多颗牙。

3. 矫治力的大小与方向 由于牙周病患者的牙周支持组织已减少,正畸治疗中施加正畸力的大小和方向应特别注意。持续柔和的牵引力可促进及诱导牙周组织改建。过大的压入力、颊向扩展力及牙的反复移动可造成牙槽骨及牙根的吸收。对于牙的压入移动应特别谨慎,由于压入过程中可能将龈上的菌斑带入龈下,或是由于过大的压入力导致牙槽骨发生垂直性吸收,使牙周袋加深,牙根吸收加重,加速牙周组织的丧失。

4. 拔牙设计 对牙周病患者正畸治疗的拔牙设计有别于健康恒牙列的对称性拔牙,应首先考虑拔除牙周、牙体损害严重的患牙,并尽量少拔牙,尽可能多的保存功能牙。对于牙周条件差、不考虑保留的患牙,如果该拔牙间隙考虑矫治完成后修复,则可适量推迟拔牙时间,避免拔牙后牙槽骨高度及宽度的减少,但牙周炎症严重而不能稳定者还是需要及时拔除,以免更严重的牙周吸收。正畸治疗中不应选择牙周组织破坏严重的牙作为支抗牙。

5. 保持器的设计 正畸牙移动后,对于牙周缺损的牙建议永久性的夹板保持,推荐设计为个体化的夹板式保持器、舌侧丝固定保持器、后牙的颊侧局部固定保持等;保持器的设计应该能够维持牙齿在三维方向上的位置;多需长期保持且不允许保持时有过多的牙移动(牙移动力会进一步加重牙周丧失),因此,保持器在吃饭时也最好戴用,饭后清洗再戴入;透明压膜保持器有牙周夹板的作用,但需要反复取戴且不便配戴进食,对于牙周缺损严重的牙齿,不是最理想的选择。

【治疗方法】

(一)调𬌗

牙周病患者的错𬌗畸形主要表现为前牙唇倾并形成扇形间隙、上下颌前牙伸长导致深覆𬌗及后牙近中倾斜,多数牙周病患者存在𬌗干扰及紧咬牙,因此,在控制牙周炎症的同时要注意调𬌗。需要注意的是,不应对严重松动的牙进行大规模的调𬌗,因为这些牙往往会移位形成新的咬合高点。临床中常用薄的松弛𬌗板使牙脱离咬合接触,在避开𬌗干扰及𬌗创伤的作用下排齐牙列,同时也可缓解患者可能存在的垂直高度丧失、咀嚼肌痉挛或疼痛,促进下颌回到 CR 位进行功能运动。主动矫治结束前后,应适量调𬌗,确保下颌功能运动无𬌗干扰及𬌗创伤。

(二)牙列间隙管理

关闭前牙间隙有利于改善牙周侧向受力和重建切导,在关闭间隙前应该通过影像学检查确认被移动牙牙根有无吸收,以及预期的移动范围是否在牙槽骨范围内。切牙内收关闭间隙应采用轻力滑动法,如弹力线栓扎;尽量保证牙移动在牙槽骨松质中进行;控制牙唇颊向转矩避免过度舌倾;如需加强后牙支抗多考虑骨种植支抗;牙移动速率应适量放慢,约每月 1mm 为宜。对于需要集中间隙的患者,应在治疗前与修复科医师会诊后决定间隙集中的位置。

(三) 片段弓的应用

出于尽量减少矫治器体积以利于口腔卫生的维护及美观,以及多数牙缺失时的生物力学考虑,片段弓技术在牙周病患者的正畸治疗中运用较多。主要包括:牵引尖牙向远中为拥挤的前牙提供间隙;对不需要改变后牙咬合关系的患者,采用前牙片段弓;配合种植体支抗及前牙片段弓压低前牙纠正深覆𬌗;采用后牙片段弓竖直后牙,以利于前牙美观。

(四) 随形弓的应用

对牙周病的患者应该尽量避免整体使用成品镍钛弓丝。对不需要移动的支抗牙,可随牙弓形态弯制随形弓,使其放入托槽槽沟时为被动就位,对应的牙不受力;对牙周病损较严重的牙,可不粘接托槽,在弯制随形弓时在该牙处弯制水平曲轻触牙面以控制其位置;对于需要移动的牙齿,可以通过阶梯曲等精确控制牙移动的方向和移动量。

(五) 减小冠根比

合理的冠根比有利于咬合力均匀传导和分布到牙周组织中,有利于牙槽骨在轻力作用下改建。对于前牙伸长的患者,由于牙槽骨吸收,牙周支持组织的减少,冠根比增大,牙体阻力中心向根尖方向移动,如果按常规位置粘接托槽并施加压入力就可能产生较大的唇向倾斜,加重侧向力和咬合创伤,加速牙周组织丧失。因此应首先考虑在治疗前适量调磨牙体组织,减小冠根比,同时适量将托槽向龈方粘接(注意不能靠龈缘太近妨碍口腔卫生维护),使加力中心更靠近阻力中心,使牙齿移动更倾向于整体移动。

(六) 对于切牙黑三角的处理

前牙牙冠间龈乳头的完整对于前牙美观非常重要,牙周病患者由于龈乳头缺失导致前牙区出现触点龈方黑色三角形间隙,影响了患者美观。出现黑三角的原因主要包括:牙槽骨吸收及牙龈退缩;牙槽嵴顶至邻面触点的距离过大;牙切缘过宽,或拥挤牙邻面缺少正常磨耗,导致接触点下空间过大;牙长轴不平行。对于黑三角的处理措施主要有:采用膜龈手术、GTR 等恢复牙周组织及牙龈形态;适量调磨牙体近远邻面,减小牙切缘宽度,增大邻面接触面积,龈向移动触点,减小邻间隙,使龈乳头更容易填满触点龈方邻间隙;调整牙长轴倾斜程度;冠修复遮盖黑三角区域。

（赵　青　简　繁）

第十五章

颞下颌关节紊乱病患者的正畸诊疗常规

【概述】

颞下颌关节紊乱病（temporomandibular disorders，TMD）是指包括咀嚼肌、颞下颌关节及相关头颈部肌肉骨骼系统，具有一些特征症状（如局部疼痛、弹响、下颌运动不对称、张口受限等）和常见症状（如耳痛、耳塞、耳鸣、眩晕、头颈痛）的颅面部问题的总称。TMD 是口颌系统多发病，发病率约为 20%~40%。多见于青壮年时期，女性明显多于男性。

按照现代殆学的观点，TMD 主要是以咀嚼肌、颞下颌关节、咬合三者的生理失调及病理改变为诱因的综合征。可由全身系统性疾病、精神心理因素、局部神经肌肉因素、关节因素、咬合因素以及创伤、长期不良姿势等引起，病因至今未完全阐明。目前，临床治疗也多以保守疗法为主。治疗措施主要包括：肌功能、颞下颌关节，以及殆的综合处理。而正畸治疗作为辅助治疗该病的重要手段之一，仅是一种通过矫治错殆、从而去除或排除错殆致病因素的诊断性、辅助治疗。必须注意的是，错殆因素并不一定是 TMD 的致病因素。因此，只有充分理解咬合、咀嚼肌、颞下颌关节三者间的生理性功能平衡关系，对患者的 TMD 症状、体征进行全面、细致的检查、评估，认识到正畸矫治在 TMD 治疗手段中的非特异性，才能对患者进行正确的诊断和治疗，并正确评价和向患者解释正畸治疗的效果。

【诊断要点】

1. 病史 TMD 患者常以关节区或耳前区不适、疼痛、下颌运动障碍等就诊，病程不等，可为几天到数年。部分患者症状较轻，偶尔出现症状，有时能自行缓解；而部分患者病程迁延，受到诱发因素后常急性发作明显疼痛等。有的患者可出现渐进性的前牙开殆或下颌偏斜。对伴有 TMD 的正畸患者，采集病史时应询问 TMD 相关情况，包括现病史，即此次发病或最近一次发病的时间、症状、诱因、病程、治疗经过及主观感受等。既往史应询问患者既往的发病频率、症状、程度、加重缓解因素、治疗经过等,还应询问患者系统疾病史、口腔治疗史、不良口腔习惯及嗜好、外伤史等。并注意观察患者主观情绪,评估心理状况等。

2. 临床表现　TMD 的常见典型症状有:

(1) 疼痛:可来源于颞下颌关节及咀嚼肌,并与下颌功能运动相关。常表现为颞下颌关节区及咀嚼肌自发痛或触压痛、头痛、耳痛、眼痛、枕后痛,甚至颈肩背痛等,多为钝痛性质。也可表现为酸、胀、无力、不适感等。

(2) 下颌运动异常:可表现为张口困难、张口受限、关节绞锁、开闭口运动偏斜、摆动等。

(3) 关节杂音:表现为弹响音、破碎音、摩擦音、捻发音等。

(4) 其他临床表现:头痛、失眠、眼症、耳症等。

3. 影像学检查

(1) 普通平片检查:包括许勒位、后前位、颅底位、全景片等,主要 X 线改变包括髁突破坏(髁突前斜面模糊不清、凹陷缺损、广泛破坏,髁突皮质不连续,髁突吸收变短小等),骨质增生,关节窝硬化、破坏、变扁平等。

(2) 电子计算机体层摄影(CT):能了解关节骨性三维结构。

(3) 锥形束 CT(CBCT):能最大限度减少失真度,获得清楚的颞下颌关节三维影像。从 3 个方向观察髁突及关节窝骨质的破坏情况,以及不同层面上髁突与关节窝的位置改变及关节间隙异常。

(4) 磁共振检查:无放射损害,能清楚地显示关节盘形态位置和翼外肌影像。在颞下颌关节矢状位或斜矢状位闭口磁共振 T_1 加权像上,正常关节盘显示为双凹状低信号结构,位于关节结节后斜面与髁突前斜面之间。对病理状态下关节盘的变形、移位、关节腔积液、关节盘穿孔等有重要诊断价值。

【鉴别诊断要点】

TMD 临床表现形式多样,应与其他原因引起的颞下颌关节及咀嚼肌疼痛、下颌运动异常、关节杂音、头痛、失眠、眼症、耳症等进行鉴别。

1. 颌面部炎症　如颞下颌关节炎(创伤性关节炎、类风湿性关节炎、化脓性关节炎等)、智齿冠周炎、间隙感染等。应根据患者明确的创伤病史、全身其他关节情况、全身或局部严重炎症、发热及白细胞计数增高等进行鉴别。

2. 髁突发育畸形　如髁突发育不良、发育过度等,根据面部发育特征及影像学表现进行鉴别。

3. 肿瘤 颌面部肿瘤可能引发颞下颌关节病症状,如开口困难、牙关紧闭等,需根据临床表现、影像学检查等仔细鉴别。

4. 癔病性牙关紧闭 癔病性牙关紧闭患者既往有癔病史,一般发病前有精神刺激,然后突发开口困难或牙关紧闭。应根据临床病史及影像学等进行鉴别。

5. 破伤风牙关紧闭 破伤风牙关紧闭一般有外伤史,首先出现开口受限,继而出现牙关紧闭,同时伴有"苦笑"面容,应根据临床病史发病特点等进行鉴别。

6. 头痛 部分 TMD 患者可表现有紧张性头痛,少数患者可诱发偏头痛等,应结合病史、诱发因素等分析 TMD 是否可能为头痛患者的诱发因素。

7. 颈椎病 部分患者 TMD 能引发颈部不适症状,或颈椎病引起颌面部疼痛等症状,可能出现 TMD 与颈椎病的误诊。需根据症状、体征及影像学检查等进行鉴别。

8. 耳源性疾病 TMD 在部分患者能引发耳鸣、眩晕等耳部症状,而某些耳源性疾病引发的疼痛可能涉及关节区域。需进行详细的关节检查及耳科检查进行鉴别。

【治疗原则与方案】

1. 治疗原则 TMD 患者正畸治疗的目的是消除可能的𬌗异常,并通过其他综合治疗,以改善、缓解和消除患者 TMD 的症状及体征。治疗的原则包括:

(1) 无痛原则:正畸治疗前先明确患者关节区疼痛症状或体征的来源,尽量消除患者的疼痛症状及体征。正畸治疗前可通过诊断性松弛𬌗板治疗,并配合正确的临床检查手法来明确患者疼痛的来源,进而通过恰当的保守治疗尽量消除患者的疼痛。如在正畸治疗过程中,患者又重新出现疼痛,应暂时停止加力或牵引,重复前述步骤消除患者疼痛后方可重新开始治疗。

(2) 个体化治疗原则:以保存和恢复关节功能为首要考虑。不强调恢复关节盘的正常位置,而是通过重建正常咬合 - 肌肉功能来使盘后区发生适应性改建。注重心理因素,双轴诊断。根据患者的具体情况量身定做治疗方案。

(3) 程序化综合治疗原则:采取先对症、后治本,"逐步升级"的治疗模式。首先应采用可逆性治疗手段,即保守性的对症治疗来消除患者的关节疼痛、张口受限等症状,稳定关节位置,然后再采用不可逆的治疗手段,恢复肌功能平衡。

（4）肌功能协调原则：正确的前牙引导对建立肌功能协调至关重要。要建立正确的前牙引导，并与恢复前牙的美观相结合。

2. 治疗方法

（1）急性期对症治疗：若患者表现有肌肉痉挛、张口受限、关节疼痛等急性发作期症状，应先做热敷、理疗、氯乙烷喷雾等对症治疗，消除或减轻患者的急性期关节症状。

（2）𬌗板治疗：也是一种可逆性治疗方法，正畸治疗中常用的有松弛𬌗板、稳定𬌗板及软弹性𬌗板。

1）松弛𬌗板：戴于上颌，仅前牙区形成𬌗平面板。𬌗平面板与下颌前牙呈均匀点状接触，后牙区离开约 2mm 间隙。其主要作用为使后牙脱离咬合接触，消除咀嚼肌的程序记忆效应，从而缓解肌肉的痉挛、疼痛，因此又称为前牙去程式化𬌗板。适于张口受限、关节区自发痛或咀嚼肌扪诊疼痛的患者。一般配戴时间不宜超过 1~2 周，以防后牙伸长，加重𬌗干扰。

2）稳定𬌗板：稳定𬌗板一般经过精确手法定位患者正中关系，并利用面弓转移颌位关系至半可调𬌗架上制作。可设计于上颌或下颌，覆盖全牙弓𬌗面。咬合板厚度在第二磨牙中央窝处约为 2mm，一般不超过息止𬌗间隙。咬合面应平滑，无尖窝嵌合。正中关系时应与对颌前牙切缘、后牙工作尖呈均匀点状接触（根据患者牙齿的排列情况允许个别错位前牙或后牙与咬合面无接触），以便于下颌调整位置。𬌗板的前部应形成适当的前牙引导斜面（不超过 45°），使患者在开始前伸运动时后牙立即脱离咬合，开始侧方运动时双侧后牙均立即脱离咬合。可以吃饭时戴用，也可以长期戴用，可能需要定期调磨𬌗板以适应患者的髁突位置调整。

3）软弹性𬌗板：多戴于上颌，类似目前的透明压膜保持器。用专门的软弹性材料在加硬模型上通过空气压缩机压制而成，可以缓冲咬合力，有益于紧咬牙、夜磨牙的牙体及牙周保护。

（3）正畸矫治：当患者疼痛基本消失，咀嚼肌放松，髁突位置稳定，影像学检查髁突及关节面骨皮质连续、均匀后，可以考虑开始正畸治疗。TMD 患者的错𬌗矫治，其矫治器的选择、矫治程序和方法并无特殊，与正畸常规治疗基本相同。正畸矫治中应注意或容易出现的问题有：

1）矫治器：建议优先选择简单正畸装置矫治。开始阶段可用活动矫治器附𬌗板治疗，待症状缓解后再用固定矫治器做全面调整。

2）出现𬌗干扰：在矫治中，可因牙倾斜移动出现早接触及咬合干扰，造成牙周创伤、牙松动。这种矫治中的医源性殆因素异常如果属牙移动中暂时性的,可暂停施力,观察不做处理,或采用附加殆垫支开障碍,或通过正畸手段调整。仅对有明显磨耗不足、过度伸长的非功能牙尖等,才可用调磨缓冲去阻等方法去除。

3) 后牙区错殆未矫治:矫治中优先处理后牙锁殆、磨牙过长等,去除咬合运动干扰,常是治疗计划的首选方案。

4) 未建立适当的前牙引导:TMD 患者的正畸治疗应尽早通过矫治,并结合调磨及修复手段,恢复牙体正常形态和良好的前伸及侧向引导。

5) 施力不当:不使用不适当的颌间牵引,如重力、Ⅲ类牵引等,尽量避免关节受压。此外,避免局部牙施力不当,避免个别牙升高或倾斜,造成新的咬合干扰、殆创伤。

(4) 调殆治疗:调殆是 TMD 患者正畸后期治疗中应考虑的重要内容,但应用时必须十分谨慎。

1) 治疗前提:调殆前一定要先与患者充分讨论,如果不能取得患者配合或患者有心理障碍者,不宜进行调殆治疗。

2) 调殆时机:多应选择在主动矫治完成后进行。不应在治疗中为方便牙移动而过早轻易改变牙的尖、窝、面形态。一般患者需要经过 2~3 次调殆,方能消除所有咬合及稳定功能运动过程中的早接触。需要指出的是,对于部分前牙过度磨耗的患者,必须通过修复治疗重建良好的前牙引导方有可能消除早接触,对于这类患者切不可过度调殆,导致牙体组织过多丧失。

3) 异位牙的改形(如尖牙代替侧切牙的改形)、磨减影响下颌运动的上切牙舌侧过厚的边缘嵴、修圆刀刃样的牙尖、适当恢复已磨耗平的咬合面生理外形等,并最后打磨、抛光。

(5) 修复治疗:对于缺失牙、过度磨耗、牙形态异常、先天性多数牙缺失等可能影响咬合稳定的错殆患者,应在正畸治疗前与修复科会诊,确立修复单位、间隙集中部位、调殆及咬合打开程度和要求。以便在正畸治疗结束后,尽快完成修复治疗,以利建立适当的前牙引导。

(6) 手术治疗:对于严重颌骨发育畸形,以及对因创伤、长期受力不均造成关节窝、关节盘、髁突结构破坏的关节病,如骨性下颌前突、骨性开殆、小下颌、偏颌等畸形以及关节盘病变穿孔、不可复盘移位、髁突骨质破坏、粘连等,仅通过保守治疗或单纯正畸掩饰治疗很难达到满意疗效,应结合正颌外科手术、关节盘或髁突手术进行治疗。此时正畸作为术前术后的辅助治疗,主要是去除咬合干扰、去除牙代偿、协调上下颌牙弓形态,术前通过模型外科预制手术定位𬌗板,并在术后做精细的咬合调整。

（7）心理辅导治疗及其他综合治疗:鉴于个体素质、工作压力、情绪紧张、应激和生活事件等精神心理因素是 TMD 的重要诱因,因此,在治疗中应注重观察,语言疏解,同时辅以一些对症安抚治疗,如理疗、𬌗板（也可达到安慰剂效应）、药物等。

（陈 嵩 何姝姝）

第十六章

唇腭裂患者的正畸诊疗常规

【概述】

唇腭裂(cleft lip and palate)是一种最常见的先天性畸形,其病因包含遗传与环境作用两方面的多种因素。唇腭裂患者存在严重的颅颌面发育畸形,多处解剖结构及生理功能发生异常,包括唇部、鼻部、腭部、牙槽骨、牙列、颌骨等,同时患者的语言、呼吸、吞咽、听力及视力可受影响。如伴有综合征,全身及颅面部还有其他的异常表现。

由于唇腭裂治疗的复杂性及特殊性,唇腭裂的诊疗是以多学科协同诊治的理念,采用序列治疗的模式进行。

唇腭裂的正畸治疗具有早期介入、分段治疗、长期持续的特点,它还与唇腭裂外科、正颌外科、儿童口腔科、语音治疗、心理治疗、生长发育、遗传等学科密切相关。

【诊断要点】

(一) 病史

患者出生时即有唇腭裂畸形,严重者可伴有全身其他器官的畸形。

有家族史,也可能没有家族史。

(二) 临床表现

唇腭裂患者多处解剖结构及生理功能发生异常,包括:

1. 唇部　唇腭裂患者的口轮匝肌断裂、偏移,附着异常。

2. 鼻部　唇腭裂患者的鼻翼扁平、鼻小柱及鼻翼偏斜。

3. 上颌骨段　裂隙侧骨段前部向内旋转后缩;非裂隙侧骨段向前外旋转移位。

4. 腭部　唇腭裂患者的腭部发生骨缺损及裂隙,肌肉附着及走向异常。

5. 颜面及牙齿　唇腭裂的面部不对称,牙槽骨存在牙槽突裂,牙齿拥挤错乱,牙弓狭窄,反𬌗。

（三）影像学检查

1. 全景片　唇腭裂患者存在单侧或双侧牙槽突裂,上颌骨连续性中断,裂隙侧可见额外牙、变异牙及先天缺牙。

2. X线头颅定位侧片　多数唇腭裂患者上颌骨发育不足,下颌骨发育正常或生长过度,上、下颌骨骨性反𬌗,成人骨性反𬌗患者存在牙代偿。

3. CBCT　唇腭裂患者存在单侧或双侧牙槽突裂,上颌骨连续性中断,裂隙大小不一,裂隙形态各异。多数患者上下颌骨关系为骨性反𬌗。

【诊疗原则与方法】

（一）治疗原则

唇腭裂的正畸治疗需要充分了解唇腭裂的发生、生长与发育的规律,与多学科的专家一起,共同制订适宜的治疗计划与方案,在患者的不同时期给予合理有效的治疗与干预,循序渐进,最终达到良好的外貌、整齐的牙列、正确的口颌咀嚼功能与稳定的心理适应之目的。

1. 在婴儿时期,可早期进行术前矫形治疗,恢复鼻、牙槽突骨段、唇部的相对正常形态,减少初期手术的难度,提高术后的美观效果,同时可改善唇腭裂婴儿的喂养。

2. 在乳牙列期,重点是防龋,保护牙列的完整性,此时唇腭裂患者常出现反𬌗,以观察为主,少干预。当然对于骨性问题不大的简单乳牙反𬌗,可尝试治疗,解除反𬌗。

3. 在混合牙列期,患者的错𬌗表现会进一步加重,这一阶段的重要任务是进行牙槽突裂植骨及术前正畸治疗;术前正畸治疗要扩大缩小的牙弓、排齐牙列、竖直牙长轴、调整牙槽突裂间隙,为植骨术创造良好的条件。

4. 在恒牙列初期,患者的牙颌畸形基本表现出来,但此时处于生长发育的高峰期或高峰后期,骨面型的改变还未确定;正畸医师应全面检查分析,决定采用掩饰治疗,排齐牙列调整咬合,还是继续观察暂缓治疗。

5. 对于严重的骨性畸形患者,需成年后进行正颌 - 正畸联合治疗,全面恢复患者良好的面型及牙颌关系。

（二）治疗方法

1. 婴儿时期　早期鼻唇、牙槽突及前颌骨的矫形治疗。

（1）治疗目的:早期矫形治疗可缩窄牙槽突裂隙的宽度和上唇裂隙的宽度,延长鼻小柱的长度,增加鼻尖的突度,获得鼻翼软骨和鼻孔形态的对称性。

(2) 矫治器选择:术前鼻唇牙槽突矫形治疗(PNAM)或 Latham 主动矫治器。

2. 乳牙列期 对于骨性问题不大的乳牙反𬌗,可进行治疗,但后期易复发。

(1) 治疗目的:解除乳牙反𬌗,去除妨碍上颌骨生长的不利因素。

(2) 矫治器选择:活动矫治器(上颌𬌗垫式双曲舌簧矫治器)。

3. 混合牙列期 进行术前正畸治疗及牙槽突裂植骨,轻度骨性反𬌗可进行前牵引治疗。

(1) 治疗目的

1) 术前正畸可排齐错位牙、改正扭转、竖直牙长轴;扩大严重狭窄的上颌牙弓及上颌骨,便于外科医师植骨手术时的操作;提高植骨手术的成功率。

2) 通过植骨手术为裂隙周围牙增加骨支持和提供尖牙萌出的基骨;恢复牙弓解剖结构的连续性和利于封闭口鼻漏;增加患侧鼻翼基部骨质,抬高鼻翼基部。

3) 通过前牵引改善轻度骨面型不调。

(2) 矫治器选择:固定矫治器(直丝弓或方丝弓矫治技术),扩弓矫治器(扩弓螺旋、四眼簧扩弓器),前牵引矫治器(固定或活动)。

4. 恒牙列期 在全面检查和诊断患者颌面部生长发育状况的基础上,可对骨性问题不严重的患者进行正畸掩饰治疗。

(1) 治疗目的:排齐牙列,解除轻度反𬌗,调整前牙覆𬌗、覆盖,改善后牙咬合。正畸治疗后如有需要,缺牙间隙可进行修复治疗(烤瓷桥或种植牙)。

(2) 矫治器选择:固定矫治器。

5. 成人患者 严重的骨性反𬌗唇腭裂患者,需在成年后进行正颌正畸联合治疗。

(1) 治疗目的:解除骨性反𬌗,改善患者的颜面畸形,排齐牙列,建立前牙覆𬌗、覆盖,调整后牙咬合关系,保持术后疗效的稳定性。

(2) 矫治器选择:固定矫治器。术前正畸治疗去代偿,正颌手术常选择双颌手术,也可采用 LeFort I 型骨切开术 + 牵张成骨术(DO)前徙上颌骨,解除骨性反𬌗。术后固定矫治器精细调整。

(黄　宁)

第十七章

正畸临床资料收集技术

第一节 正畸照片拍摄技术

口腔正畸科需要常规拍摄患者面像及口内像,用以清晰地记录患者软组织结构情况,在容貌测量分析及研究中有重要的价值,为矫治计划的制订提供参考;同时照片资料也可用于对治疗效果进行评估;增进医患之间的交流与沟通。

一、面部照片的拍摄

【概述】

面像拍摄包括正面像、侧面像、45°侧位像、正位微笑像、侧面微笑像、45°侧位微笑像等。面像拍摄的要求是彩色高质量、标准化的面像照片,患者头部在空间三个平面及 Frankfort 平面上都准确定向。侧面像面向左,正面像面向前,45°侧位像面侧向左 45°。注意选择的背景不分散注意力,在高质量的灯光下拍摄,以显示面部轮廓,且背景无阴影。

【操作步骤】

1. 拍摄正面像 要求患者在背景前端坐,抬头挺胸,使头保持在一定的视线水平位置,双眼平视前方,双唇自然闭合,牙齿处于习惯性咬合,嘴唇和颊肌放松。要注意保证患者体位的可重复性,以使获得的面像具有可比性。相机镜头与患者眼睛保持在同一水平面,焦点在鼻根区。取景的范围是:①纵向:照片的底缘在锁骨附近,上缘在头顶上缘,距离大约 5mm;②横向:两耳左右到物镜左右的距离对称即可。相机采用竖直的方法。

正面像可以显示面部高度,左右颜面部发育是否对称以及其他面部畸形。

正面像分析对评估横向和垂直向的比例是否协调与对称有着重要的意义。因此在拍摄时相机与面部中线保持垂直至关重要。

2. 拍摄侧面像　可以直接在拍摄完正面像后让患者身体转向左侧，头发梳于耳后。注意保持患者外眦与耳廓最上缘的连线与地面平行。取景时，纵向上缘在头顶上方 5mm 左右，下缘在锁骨附近；横向在靠近鼻尖的一侧留 3mm 左右的距离，以清楚显示患者侧面轮廓。相机的焦点在耳屏区域。患者的坐姿及其他拍摄要求与拍摄正面像时相似。也可以利用 X 线定位仪进行定位。

侧面像可显示面部高度、侧面突度以及下颌斜度。拍摄侧面像时，相机应与面部正中矢状面平行。患者两眼平视前方，放松，耳朵暴露。牙齿咬合于最大尖窝交错位，双唇闭合。口唇侧貌分析对于颜貌的评估非常重要，也能很好地记录矫治过程中软组织侧貌的改变。

二、口内照片的拍摄

【概述】

口内像可以显示牙齿位置、牙体、牙周及咬合情况，并记录矫治前后软硬组织的健康状况；也常可以帮助医师发现很多在临床中易忽略的问题。口内像包括正面咬合像，左侧及右侧咬合像，以及上下颌牙弓牙𬌗像。

口内像拍摄的要求如下：彩色高质量、标准化口内像，患者牙列在 3 个空间平面上准确定位；1 张位于最大牙尖交错位的口内正面像；左侧及右侧咬合像各 1 张；上下颌牙弓牙𬌗面像。注意不要暴露口角拉钩和手指；使用高质量的光源，以显示解剖外形，且无阴影；嘱患者舌后缩；口内无唾液及水泡，牙齿表面清洁。

【操作步骤】

1. 正面牙列咬合像　患者端坐于椅位上，头部位于头枕上，双手将两正位拉钩分别放入口内，左右拉紧拉钩，充分暴露牙列在咬合状态下的正面情况。拍摄时，相机镜头长轴与𬌗平面保持平行。

2. 侧位牙列咬合像　患者端坐于椅位上，头部位于头枕上，患者一侧用正位拉钩，一侧用侧位拉钩。拍摄前牙侧面像时，注意重点显示前牙覆𬌗、覆盖关系。拍摄时镜头长轴与咬合平面平行，将咬合面置于影像正中，拍摄焦点为前牙区域。

3. 下颌牙弓牙𬌗面像　椅位后背与椅面垂直或稍倾斜，患者双手将两正位拉钩分别放入口内偏下唇侧,再将拉钩左右拉紧,向下向前方向用力;缓慢将反光镜放入患者口内至最后磨牙位置,嘱患者尽量大张口,舌体后缩,以便在反光镜上充分暴露下颌全牙列。

4. 上颌牙弓牙𬌗面像 将椅位放置几乎水平,患者双手将2个正位拉钩分别放入口内上唇侧,左右向拉紧拉钩,向上向后方向用力;缓慢将反光镜放入患者口内至最后磨牙位置,嘱患者尽量大张口,以便在反光镜上充分暴露上颌全牙列。

5. 左、右侧咬合像 患者一侧用正位拉钩,一侧用侧位拉钩,拍摄侧位拉钩一侧的牙齿咬合像,用以着重显示磨牙咬合关系。拍摄时镜头长轴与咬合平面平行,𬌗面位于影像正中,焦点位于尖牙区域。

【注意事项】

拍摄好正畸口内像的重要前提是注意仔细控制好景深。为提高影像质量和清晰度,应当注意保持相机镜头的清洁;使用专业口内反光镜,且在拍摄时,由其他人员辅助,用气枪直接吹反光镜或使用加热的反光镜,以消除雾气;拍摄时拍摄者姿势恰当,把握好重心,保持身体平衡稳定,防止相机抖动。另外,采用正确曝光量,以避免颜色失真。

第二节 正畸模型制取技术

一、印模制取

【概述】

正畸模型的制取和修整是正畸治疗过程中的基本技术。正畸模型能够真实记录牙齿、牙槽骨、腭部及基骨的形态和位置。模型分析是临床分析诊断、治疗方案设计,以及治疗前后疗效评估等过程中必不可少的记录及分析资料。因此正畸模型必须准确、清晰,且能反映患者的牙𬌗关系。制作正畸模型首先是进行印模制取,即使用印模材料,获取口腔内软硬组织阴模,然后运用各种石膏材料灌注成所需要的模型。根据使用目的不同,正畸模型可分为记存模型、研究模型和工作模型。

【操作步骤】

（一）藻酸盐印模制取的操作步骤

藻酸盐印模材料调拌比例约为水∶粉＝5∶2（体积比），凝固时间为1~3分钟，操作温度为20℃。取模时首先根据患者年龄和牙弓大小选择合适的儿童或成人托盘。患者坐于牙椅上，医师位于患者头部方向约12点位置，以便能看清托盘的角度及位置，且操作方便、协调。

1. 藻酸盐印模的调拌　左手握住橡皮碗，右手持调拌刀，顺时针方向调拌印模材料，直到印模材料的粉与水完全混合均匀，成平滑糊状。

2. 托盘就位　将盛有印模材料的托盘置于口腔内。上颌托盘就位时，首先让托盘稍微倾斜，托盘右侧先进入口内，然后再使托盘左侧旋转进入口内。将托盘从前向后轻轻向上加压，使托盘后缘印模材料超出牙弓约5mm，前牙边缘也留有空间使多余印模材料能挤压出来。

3. 托盘固定　上颌托盘固定时，将左右手拇指放在托盘前部，示指在托盘前磨牙部稍加压固定托盘；下颌托盘固定时，用左右手拇指托住患者下颌颏部，示指在托盘前磨牙部稍加压固定托盘。

4. 印模取出后，需先进行消毒，然后立即送往模型室进行灌注，以免印模变形。

（二）硅橡胶印模制取的操作步骤

硅橡胶印模较藻酸盐印模而言更为精确，且稳定不易变形。硅橡胶印模根据材料类型不同操作方法有所不同，使用时应根据厂家说明进行印模制取。本节以常用的手混式加聚型硅橡胶印模材料为例，简述硅橡胶印模的制取。硅橡胶印模的取模方法根据临床实际需要分为一步法和两步法，在正畸患者印模的制取中两步法更为常用。

1. 口腔内及托盘的准备　选择使用市面上通用的大小与壁高足够的刚性印模托盘进行精确印模的制取，注意其在牙齿周围能提供形成2~3mm厚度的印模材料的空间。

2. 印模采集（两步法）

（1）在托盘上刷一薄层托盘粘接剂并风干（部分托盘可依据说明书省略本步骤）。

（2）取等体积的硅橡胶印模材料本剂和催化剂，以指尖混合，至颜色均匀。

（3）将硅橡胶印模材料放置在已涂抹好托盘粘接剂的印模托盘上，并在其上放置一个塑料间隔；缓慢将装填好的托盘放入口内，顺势就位，移动托盘以形成 2~3mm 的空间放置高流动性印模材料。

（4）待完全固化后，从口内取出印模，移去塑料间隔，清洁并干燥印模材料；切除、修整倒凹和牙间隙，彻底清洗、干燥印模，以便使两种材料更好地结合。

（5）将高流动性印模材料注入已固化的印模牙托内，在口内某些特殊位置牙齿周围也可注入。同时注意保持注射头始终浸于材料内，避免形成气泡。

（6）将初印模放回口内，固定在适当位置，待材料完全固化后，再从口内取出印模。

（7）充分检查印模上牙齿结构是否清晰完整，然后立即将印模以水冲洗、吹干，并对印模进行消毒。

二、模型制作

【操作步骤】

1. 模型的灌注

（1）灌注前准备：印模灌注前需进行消毒；消毒后流水下清洗印模，以彻底去除印模上残留的消毒液。

（2）调拌石膏：石膏与水比例约为 2∶1（体积比），将石膏加入水中，用调拌刀均匀调拌；调拌时间为 1~1.5 分钟。调拌均匀后，抖动橡皮碗，排出气泡。

（3）灌注石膏：取少量石膏浆，置于上颌印模的腭部或下颌印模内舌侧壁稍高处，使石膏从高处向低处流动，进入印模牙列内；石膏应从一侧牙列游离端放入，并经前磨牙、前牙，逐渐向对侧后牙流去；在石膏灌注过程中，将托盘放置在振荡器上轻微震动，防止空气或水分滞留，排出气泡；然后逐步灌注印模其他部位，直到完全填满印模。有条件者，可将石膏在真空混合器中调拌，从而减少石膏内的气泡。为避免气泡产生，切忌将大量石膏直接注入印模低凹部分。

（4）灌制底座：当印模解剖部分灌制完成后，将剩余石膏灌成一个大的底座，将印模翻转，使石膏与底座结合，并注意保持印模𬌗面与底座底面平行。模型底座厚度为模型尖牙到前庭沟高度的 1/3~1/2。

（5）模型分离：已灌注好的石膏模型，在凝固后会出现发热现象；待石膏模型完全凝固并冷却后，即可将模型从印模托盘中分离出来。

2. 石膏模型的修整　其方法可分为使用模型修整机修整和使用成品橡皮托两种。本节以模型修整机修整法为例。在使用模型修整机修整时，首先用石膏剪去除妨碍上下模型正确咬合的部分,包括𬌗面的石膏瘤以及牙列后方的延展部分。

(1) 打开石膏模型修整机的水、电开关,准备修整已灌注好的模型。

(2) 将下颌模型置于石膏模型修整机上,首先将下颌模型的底部磨成与下颌牙弓𬌗平面平行,然后按照下颌前牙牙弓形态,将下颌模型前面磨成与牙弓形态一致的弧形,两侧止于尖牙远中。

(3) 修整下颌模型后牙两侧,与后牙两侧牙弓形态大致平行,注意不要超过黏膜转折处。

(4) 按照相同方法修整上颌模型两侧侧壁,与后牙区牙弓形态平行。

(5) 分别从上颌尖牙远中处开始,将上颌模型前部磨成两个平面,前部相交于中切牙之间,后部止于两侧尖牙远中,与上颌两侧平面相交成钝角。

(6) 按口内牙尖交错位关系对好上、下颌模型,并用铅笔做上记号。必要时需先获取患者口内正中关系𬌗位的蜡咬合定位,从而确定上、下颌模型咬合位置。

(7) 将上、下颌模型侧面磨成与前磨牙及磨牙颊尖连线平行的平面。

(8) 修整上、下颌模型后壁:下颌模型后壁止于磨牙后垫后,上颌模型后壁止于上颌结节后切迹,与模型底座及牙弓正中线垂直,使上、下颌模型后壁处在同一平面上。

(9) 将上、下颌模型后壁与颊侧间夹角磨成一平面,使该平面与原平面平分线成垂直关系。

石膏模型修整完成后,仔细检查模型,去处残留的石膏瘤,用少量石膏充填气泡及缺损部分,将表面修整光滑。将患者姓名、年龄、矫治日期做成标签贴在模型上,并将正畸石膏模型作为重要的病例资料妥善保存。

第三节　三维数字化临床资料收集

一、3D 照相

【概述】

目前使用的三维颜面部立体摄影技术是基于双目/多目视觉原理,其扫描原理是用照相机或摄像机从 2 个或多个角度摄取图像,基于已知光路系统参数进行多角度图像的拼合,从而获得三维立体的表面形貌。

【操作步骤】

尽管目前市面上 3D 照相设备种类繁多,但其操作步骤具有共性,现介绍其主要操作步骤。

1. 拍摄前准备

(1) 设备校准:根据各设备操作说明,在每天开始拍摄前需进行设备校准。

(2) 患者面部准备:使用帽子或发箍等充分暴露发际线、耳部、颈部,摘掉眼镜和耳部、颈部的饰物。

(3) 椅位高度及患者体位调整:开始前,将患者安置在距每个模块化装置约 95cm 的地方,调整椅位,使患者的头部,特别是两只耳朵的位置都位于两个摄像视角区内。嘱患者面部朝前,且整个面部位于双侧操作视窗中央,或稍位于中央偏上,以便更好的拍摄颏部下方。

(4) 患者档案建立:添加新患者名称及编号,并指定保存文件夹位置。

2. 拍摄步骤

(1) 拍摄内容:牙尖交错位,肌骨稳定位,微笑位等。

(2) 拍摄操作:嘱患者面向正前方,保持特定姿势位不动,点击拍摄即可。多张姿势位照片可依次拍摄,每张图像拍摄后程序会自动保存。

(3) 检查:拍摄完成后在 3D 浏览器中打开查看图像,检查拍摄的 3D 图像是否完整,及是否达到拍摄要求。

(4) 图像导出:3D 图像 TSB 专有文件格式导出为 .OBJ、.DXF、.STL、.WML 和 ASCII 文件。

【临床要求与注意事项】

拍摄图像要求画面清晰,无额外背景,明暗适中,患者的头部、颈部、双耳充分暴露,无头发遮挡,耳部、颏部等边缘图像清晰完整,自然头位下,目视前方;牙列处于牙尖交错位,双唇放松轻闭;微笑位笑容自然,露出牙列;大笑位充分显示牙列和牙龈与双唇关系等;医师手法确定的特殊颌位等面相是否与实际一致。此外,需注意拍摄前的设备校准,并且在校准后先拍摄样片,以确保图像质量。

二、口内扫描

【概述】

口内扫描是指使用小型探入式光学扫描探头,直接在患者口内获取牙齿、牙龈及黏膜等软硬组织的表面形态,并实时重建三维数据从而得到数字化牙列模型的方法。其原理主要有:共聚焦显微成像技术、主动或被动三角测量技术、主动波阵面采样、光学相干断层扫描技术、干涉及相移测量技术等。

【操作步骤】

目前市面上口内扫描仪种类繁多,但其操作步骤具有共性,以下介绍主要操作步骤。

1. 扫描前准备

(1) 设备校准:按设备使用说明在扫描前进行设备校准。

(2) 患者口内准备:对患者牙面进行清洁并适当干燥患者牙面,避免唾液过多造成反光影响扫描精度。

(3) 椅位调整及用物准备:将椅位调整至患者口腔与操作者肘关节在同一高度;准备口镜、手套等用于扫描过程中牵拉患者的软组织。

(4) 档案建立:点击"添加患者"为新患者建立扫描文件,并在弹出的对话框中输入患者的 ID、姓名、出生日期、备注等信息。

2. 扫描步骤　将校准头换下,安装消毒好的扫描头,待软件提示扫描头加热 100% 后,方可开始扫描。

(1) 扫描上颌:从最后一颗牙的𬌗面开始扫描,一直到前牙;再由前牙舌侧扫回后牙,后转入唇颊侧,再扫至前牙。应分区扫描,避免遗漏。

(2) 扫描下颌:同上颌。

(3) 扫描咬合:嘱患者紧咬牙,扫描头侧放入患者口内,扫描牙列的唇颊面。在扫描过程中上、下颌会自动对齐。

(4) 配准咬合:咬合对齐后检查咬合是否正确。

(5) 实时检查:扫描完成后,仔细检查有无漏扫区域、所有牙面等是否清晰、咬合是否与口内一致等。

3. 资料上传与导出。

【临床要求】

1. 扫描范围　包括所有牙体硬软组织。软组织要求:前牙区唇侧≥12mm,前磨牙颊侧≥8mm,磨牙区颊侧≥6mm;上颌应包含完整的上腭皱襞、上颌结节;下颌应伸展至磨牙后垫。

2. 坐标系建立

(1) 𬌗平面:使上颌前磨牙及第一磨牙牙尖在垂直向均等分于该平面两侧(第一磨牙缺失时使用第二磨牙代替;萌出不足者不纳入;异位牙或者明显改

变𬌗平面的牙不纳入;Spee 曲线较深、前磨牙或磨牙萌出不足、明显异位时,可使用前牙来确定𬌗平面)。

(2) 正中矢状面:在腭中缝上选取 2 个点(尖牙与第一前磨牙间横截面水平;第一磨牙与第二磨牙之间楔状隙位置的横截面水平)并使其垂直于𬌗平面。

(3) 冠状面:垂直于𬌗平面和正中矢状面且平分前后向。选取模型牙齿上最后与最前的两点,并分别作正中矢状面的垂线,相交于两点。

原点即三个平面的交点,即为坐标系中的(0,0,0)。

【注意事项】

1. 扫描仪经过长期不使用(超过 8 天)或出现碰撞等导致扫描数据不清晰时,需要进行校准。

2. 扫描时如果扫描正常,已扫区域会显示绿色边框。若扫描速度过快、抖动、扫描头未聚焦时扫描仪都会停止扫描,扫描框呈红色。需将扫描头移至已扫区域重新开始扫描。

3. 扫描仪使用时,扫描头有强光射出,请勿长时间凝视光源或将光源对准他人眼睛。

4. 禁止对带有心脏起搏器的患者使用该扫描仪,存在干扰风险。

三、模型扫描

【概述】

模型扫描是指利用三维光学扫描获取牙𬌗数字化模型。基于其高精度的特点,牙𬌗数字化模型能够用于牙𬌗测量分析诊断、相关数字化产品设计生产等领域。

【操作步骤】

目前市面上模型扫描仪种类繁多,但其操作步骤具有共性,以下介绍其主要操作步骤。

1. 扫描前准备

(1) 设备校准:按设备使用说明对设备进行校准。

(2) 模型准备:所要扫描的模型体积不宜过大,并提前去除过多石膏,避免遮挡软组织。

(3) 档案建立:在软件弹出的对话框"患者信息"内填写患者 ID、姓名等信息,创建扫描文件。

2. 扫描步骤

(1) 扫描上颌：将扫描黏土按压于转移板中央，然后将上颌模型固定到黏土上；打开扫描仪门，将转移板底面的三个底钉与扫描仪器床中的三个孔对齐，放置到位后，关闭扫描仪门，开始扫描。

(2) 扫描下颌：同上颌。

(3) 扫描咬合：先将下颌模型用黏土固定于咬合扫描件的底板上，上颌模型与下颌模型摆放至患者的咬合位置后，用扫描件的固位部件和黏土将上下颌模型压紧，放入扫描仪中扫描咬合。

(4) 配准咬合：咬合扫描完成后，软件自动计算并将上下颌数据进行配准。

(5) 实时检查：扫描完成后，仔细检查有无漏扫区域、所有牙面是否清晰、咬合情况是否与口内一致等。

3. 资料上传与导出。

【注意事项】

1. 请勿在扫描仪扫描期间打开扫描门，避免暴露激光光束。

2. 以下情况需要校准 大幅度移动仪器导致开机软件提示校准；扫描仓内外温度偏差过大；长时间未校后软件提示校准；常规性维护校准（每半个月校准 1 次）。

（白 丁 陈 嵩 王 珏）

第十八章

活动矫治技术

活动矫治器是一种可以由患者自行摘戴的矫治装置,它主要由固位部分、加力部分和连接部分组成。活动矫治器的设计灵活多样,材料易得,制作容易,在矫治相对简单的错𬌗畸形中占有重要地位。

第一节　舌簧𬌗垫式矫治技术

【概述】

舌簧𬌗垫式活动矫治器是矫治乳前牙反𬌗的有效矫治器之一,广泛应用于临床。其原理为在双侧后牙区设计𬌗垫,抬高咬合以解除前牙锁结关系,𬌗垫的厚度以刚好解除前牙反𬌗为宜,并在上颌切牙舌侧设计双曲舌簧以推上颌前牙唇向移动矫治前牙反𬌗。反𬌗解除后逐次磨除后牙𬌗垫,建立正常覆𬌗、覆盖关系。

【制作步骤】

双曲舌簧的具体弯制方法:

(1) 选用 0.5mm 不锈钢丝,为了获得良好的弹性,也可选用 0.014 英寸或 0.016 英寸的澳丝进行弯制。

(2) 从钢丝的游离端开始,顺着牙齿舌侧颈缘外形,弯制出一段弧形,长度略小于牙颈缘的宽度。在远中边缘嵴处做标记点,在此点处将钢丝折回,形成第一曲。

(3) 在距舌簧游离端 0.5mm 处将钢丝再次折回形成第二曲。第二曲与第一曲应在同一平面,形成弹簧平面,曲的转角应圆钝。

（4）在相当于第一曲中点的位置将第二曲游离端垂直向下弯,形成 90°交角。将双曲舌簧移至舌隆突处,弹簧平面与牙长轴垂直,再顺腭（舌）侧黏膜皱襞外形形成连接体形态,使之离开黏膜 0.5~1mm,末端弯成圈形或钩形固位体。

【注意事项】

1. 两曲之间的距离尽量减小,这样在拉开双曲进行牙齿矫治时可以储存更多的能量,可以在更大范围内矫治牙齿。

2. 双曲舌簧的弹簧平面应与牙长轴垂直并置于舌侧颈部,越近龈缘越好,这样有利于错位牙齿的整体移动。

第二节　平面及斜面导板矫治技术

一、上颌平面导板矫治器

【概述】

上颌平面导板矫治器是一种压低前牙、消除𬌗力限制而使后牙及后牙牙槽骨高度增加,从而打开咬合矫治前牙深覆𬌗的活动矫治器。矫治器前部的基托延伸,在上颌前牙尖牙区域形成一咬合平面。戴入矫治器后,下颌前牙与平面导板均匀接触,上下颌后牙分离约 3~4mm,使后牙脱离咬合接触,肌张力加大,促进后牙与周围牙槽组织的垂直向生长,增加后牙高度。同时,由于平面导板的作用,使下颌前牙的生长受到抑制,前牙深覆𬌗得到矫治。这种矫治器一般适用于后牙牙槽高度过低引起的深覆𬌗,在矫治器设计时应避免使用越𬌗卡环,以免妨碍后牙萌出。平面导板向后延伸要适当,延伸不够不能保证下切牙能咬合于平面之上,但延伸过多将影响舌的运动,使矫治器过于笨重,患者不愿戴用。

【制作步骤】

将上颌矫治器基托腭侧前缘的树脂加厚,形成一与𬌗平面平行的平面,平面的形状应与上颌前牙腭侧弧形一致。

【注意事项】

1. 平面的厚度　应与下颌前牙切缘均匀接触咬合后,上下颌后牙离开

3~4mm,超过息止殆间隙为宜。当下颌前牙与平面导板接触时,可以压低下颌前牙并伸长后牙。

2. 当不需要调整下颌位置时,平面导板上应有稳定下颌前牙的沟,以保持下颌稳定,其平面与下颌前牙长轴呈 90°角。

二、上颌斜面导板矫治器

【概述】

上颌斜面导板矫治器用于矫治前牙的深覆殆、深覆盖,上颌位置正常、下颌后缩,磨牙关系多为远中。戴入矫治器后下颌前牙沿斜面向前上方滑动达正常覆殆、覆盖,并引导下颌向前,这时后牙分离无咬合接触,颌间距离增加,肌肉张力增大,反射性地刺激牙槽骨增长,达到矫治深覆殆、深覆盖和下颌后缩的目的。当上下颌牙弓宽度不协调时,可于该矫治器上加入分裂簧,扩展上颌牙弓宽度,从而使疗效更加稳定。

【制作步骤】

上颌斜面导板的制作:将位于上颌腭侧基托前缘的树脂加厚、加高,形成一个宽度约 2~3mm,斜向下颌后约 45°的斜面,当下颌前牙咬合在这个斜面上时,肌肉收缩力通过斜面的作用,导下颌向前。

【注意事项】

在上颌基托的前部形成斜面导板,导面与殆平面呈 45°角。

第三节　不良习惯矫治技术

一、舌刺

【概述】

口腔不良习惯存在时,如咬物、吮指、伸舌、口呼吸时,异常的肌力作用使牙齿、牙槽骨、颌骨遭受不平衡压力,使儿童尚未成熟的颌骨系统形成畸形。吐舌时,由于舌刺对舌的阻挡刺激,便可提示患者应立即终止伸舌的不良动作。

【制作过程】

1. 取印模,咬蜡记录殆关系。

2. 上简单𬌗架

3. 弯制钢丝

（1）弯制前牙唇弓，第一磨牙单臂卡或邻间钩固位装置。

（2）长舌刺的弯制：用 0.7mm 或 0.8mm、不锈钢丝 4~6 段，先将一端弯一小圈作为连接体，右手用钳子将小圈钳紧，左手用手指将舌刺中间弯出向前突的弧形，使之与上下颌前牙舌侧的弧度基本一致。然后将连接体一端放在模型相当于上颌活动矫治器的前牙腭侧基托靠近边缘处的位置比试，舌刺长度应到上下颌牙咬合时下颌前牙舌侧龈缘处，在此位置将钢丝剪断，末端磨圆钝。以相同方法弯制 4~6 根舌刺。

（3）涂分离剂。

（4）用蜡固定弯制好的钢丝，在固定舌刺时用少许蜡滴在基托前缘处，使舌刺的排列与上颌牙弓基本一致，向下均伸入到下颌牙舌侧龈缘，但不能接触牙齿亦不刺伤牙龈。不合适时可以进行适当调整。

（5）用自凝树脂直接涂塑，打磨、抛光后，试戴。

【注意事项】

1. 若制作仅破除吮指习惯的短舌刺，弯制方法与长舌刺相同，但露在基托外的钢丝仅为 3~4mm，末端弯制成小圈或磨圆钝即可。

2. 舌刺尽量设计为活动矫治器，方便患者初戴时进食，舌刺固定时既不要影响涂塑也不要影响其连接固定。

二、前庭盾

【概述】

前庭盾主要用于破除口呼吸习惯，也可用于吮指、唇及舌习惯等。当戴入口腔前庭之后，隔断了固有口腔和口外部的联系，气流不能经口腔前庭进入口内，因此患者被迫用鼻腔正常呼吸。同时唇肌收缩的力量通过前庭盾传至前突的上颌切牙，即可使切牙向舌侧移动而纠正其前突。因此在戴用前庭盾期间，必须嘱患者有意识地闭合唇，使唇肌收缩而张力加强。

【制作过程】

1. 取印模　将印模胶软化后，用手将印模胶捏成一块长约 12cm，宽 3cm，厚 1.5cm 的马蹄形，嘱患者咬合于牙尖交错位，将印模膏放入患者的口腔前庭区，用示指均匀压印模胶，使之与前庭区的牙齿与软组织贴合，并使胶伸展至双侧第一磨牙远中，做肌功能修整，让患者尽量将唇闭紧或用软布条，在口外均匀压紧唇颊部 2~3 分钟后,将唇牵开,用水枪注入冷水,使印模胶冷却变硬,再从口内取出。

2. 灌注模型　灌模前,先用蜡片包围印模边缘再灌注石膏模型,待石膏凝固后,放热水中烫软印模胶,分离出模型,在石膏前庭模型的后牙区铺一层由两侧尖牙远中面逐渐增厚至 2~3mm 的蜡,并用蜡填平前牙覆盖,以使前庭盾只与前牙接触。

3. 确定前庭盾的周界　用铅笔画出前庭盾的周界,双侧后界至第一磨牙远中,上下界离开黏膜转折处 2mm。

4. 涂分离剂。

5. 涂塑自凝树脂,前庭盾涂塑时动作要快,以免凝固影响操作,树脂厚薄要均匀,约 2mm。

6. 打磨、抛光。

【注意事项】

早期唇功能不足,上唇缩短开唇露齿者,可以在前庭盾前部中央附一牵引钩,作为唇肌功能训练的训练器。用 0.8~1.2mm 不锈钢丝在前庭盾中央弯制钢丝柄即可。

（唐　甜）

第十九章

矫形治疗技术

第一节　功能矫治技术

一、肌激动器

【概述】

肌激动器（Activator）通过咬合重建，打破原有肌力平衡，下颌下肌群和提下颌肌群由于受到牵拉而反射性拉下颌向后，而下颌本身被矫治器固定在前伸位，故矫治器诱导面对下颌产生向前的力；矫治器上下颌连为一体，牵拉下颌向后的力通过唇弓和诱导面传至整个上颌弓和上颌，抑制其发育。矫治安氏Ⅲ类肌激动器的原理与之相似但作用相反。肌激动器可与口外弓联合，构成 Headgear 肌激动器、Van-beek 肌激动器以更好地抑制上颌生长发育。

（一）Anderson 肌激动器

【适应证】

Anderson 肌激动器适用于处于生长发育高峰期或高峰前期、存在下颌发育不足的安氏Ⅱ类错𬌗患者；改良设计的肌激动器可用于功能性或轻度骨性安氏Ⅲ类错𬌗患者。

【制作步骤】

1. 模型制备　制作工作模型，详见本书第十七章第二节。

2. 咬合重建　Ⅱ类错𬌗患者在下颌前伸位用蜡堤记录咬合关系，Ⅲ类错𬌗患者则相反。咬合重建需满足矢状、垂直、水平向的三维要求。

以Ⅱ类患者为例：

（1）矢状向上，颌位标准为磨牙达到中性或稍近中关系。当前牙覆盖过大、严重唇倾、舌倾或舌向错位,可能影响建𬌗时,需进行调整:前牙覆盖过大,下颌前移不能一次到位时,需分次前移。一般一次下颌前伸量为 3~4mm,不超过 5~7mm;上颌前牙严重唇倾,可先在一定程度上直立切牙,再戴用矫治器,或可预留上颌切牙内收距离,二期矫治时内收上颌前牙;上颌切牙舌倾或舌向错位,戴用矫治器前先纠正错位牙,以解除对咬合重建的干扰。

(2)垂直向上,对于低角及均角患者,为使磨牙升高、平整下颌牙弓,磨牙区需垂直打开 2~4mm;对于高角患者,为限制后牙升高,磨牙区需打开4~6mm。将下颌前移和垂直打开的数值加起来一般不应超过 10mm。

(3)水平向上,应尽可能使下颌牙中线与面部中线协调一致。但功能矫治器只能解决下颌功能性中线不正的问题,而牙弓不对称、牙齿异位萌出、发生漂移或骨性原因导致的下颌中线不对称,不应强求中线一致。

根据咬合重建要求采集蜡𬌗,并按照蜡𬌗记录将上下颌模型上𬌗架,利用蜡𬌗记录构成咬合。

3. 矫治器钢丝弯制 对于Ⅱ类 1 分类患者,用 0.9~1.0mm 不锈钢丝弯制上颌前牙诱导丝。Ⅲ类患者用 0.9~1.0mm 不锈钢丝弯制颌间诱导丝,钢丝的连接体部分位于上颌,从上尖牙近中弯向下颌前牙。

4. 充胶 先糊塑上颌腭托及𬌗面,再糊塑下颌的翼,并将基托连成一整体。基托范围为上颌至最后一颗磨牙,呈马蹄形,下颌基托同样也止于最后一颗磨牙。

【临床操作】

1. 咬蜡𬌗 患者取坐位,并在医师指导下将下颌移动至目标位置,保持一段时间,退回,如此反复训练多次,直至患者能熟练按要求咬合。将烤软的红蜡片折叠成与牙弓长度、牙体颊舌径宽度形态一致的蜡堤,且蜡堤厚度超过磨牙区垂直向打开量。把蜡堤置于患者下颌牙弓上,嘱患者按先前训练位置咬合。待蜡堤稍硬固后取出,放入冷水中待其完全硬固。

2. 试戴调磨 首次戴用应检查矫治器就位、固位情况,确保基托无压痛,不影响患者张、闭口运动。告知患者初戴时先每天白天戴用 2~3 小时,并将戴用时间逐渐延长,2~3 周后达到每天至少戴用 12~14 小时。

第二次复诊时检查患者能否正确戴用矫治器,以及患者颞下颌关节区有无不适或压痛,咀嚼肌有无压痛,如果戴用正常则开始对矫治器𬌗垫进行选择性调磨。对于Ⅱ类患者,为抑制上颌后牙的近中萌出并促进下颌后牙的近中萌出,调磨每个上颌后牙牙冠舌面远中基托、下颌后牙牙冠舌面近中基托,若下切牙已唇倾时,需磨除其舌侧少许基托;Ⅲ类患者诱导面的修整和形成方法与Ⅱ类患者相反。垂直向上,允许后牙伸长的患者可磨除其𬌗面的树脂。

　　大约每4~6周复诊一次,检查矫治器戴用情况及牙𬌗关系是否改善,根据需要每次约调磨1mm𬌗垫,以便磨牙生长。总矫治时间约1年。

　　(二)Headgear肌激动器

【适应证】

　　适用于处于生长发育期、存在下颌发育不足且上颌向前下垂直发育过度的安氏Ⅱ类错𬌗患者。

【制作步骤】

　　1. 工作模型制作与咬合重建同Anderson肌激动器,但咬合重建时可一次性前伸至切对切,蜡堤高5~8mm,垂直生长型患者蜡堤达到10mm,以对上颌后牙牙槽高度有较好的控制。

　　2. 矫治器制作　钢丝弯制与充胶如前所述;在第一磨牙区埋置圆管,以备口外唇弓插入;制作高位牵引头帽,牵引方向与𬌗平面呈35°~45°角。

【临床操作】

　　除需检查口内矫治器外,复诊时应注意口外弓牵引方向与上颌阻抗中心的关系以及牵引效果;混合牙列期口外牵引力每侧200~300g;恒牙列期每侧400~500g,并嘱患者每天配戴时间不得少于12~14小时。

　　(三)Van-beek肌激动器

【适应证】

　　适用于处于生长发育期且为骨性Ⅱ类错𬌗、骨性高角患者。

【制作步骤】

　　1. 工作模型制作与咬合重建同Headgear肌激动器。

　　2. 矫治器制作　钢丝弯制同Anderson肌激动器。充胶时后牙区基托覆盖前磨牙及磨牙舌尖,上颌前牙唇侧包埋至颈缘,或采用分别从每个上颌前牙切缘基托向龈方伸出的曲,并将曲的顶端弯曲压住牙颈部以控制前牙转矩;下颌部分除下颌翼的伸展外,基托与下切牙舌面不接触,超过切缘并覆盖少许唇面,以防止下切牙唇倾。口外弓约在侧切牙下方从基托内伸出,其外弓短,在尖牙前方结束,且避开软组织以免牵引时压迫软组织。

【临床操作】

　　临床复诊同Headgear肌激动器。

(赵志河　廖　文)

二、Twin Block 矫治器

【概述】

Twin Block 矫治器（双板矫治器）是 Clark 教授于 1982 年发明的一种改良肌激动器，由分别就位在上、下颌的具有导斜面的咬合导板组成。Twin Block 矫治器最早是用于治疗下颌后缩畸形，上下导板的咬合接触面以 70°角交锁，其矫治机制是通过咬合时斜面引导力的作用，引导下颌骨向前移动，改善上下颌骨矢状向不调。另外，根据患者牙颌具体情况，可增加矫形力和牵引力，辅助咬合斜面导板增强临床疗效。Twin Block 矫治器主要用于治疗生长发育期Ⅱ类错𬌗，也可用于治疗Ⅲ类错𬌗、面部不对称畸形等。

【组成和制作步骤】

Twin Block 矫治器可以是可摘式的，也可以是固定式的，后者设计为直接粘接在牙齿上，对混合牙列期牙齿不能提供较好倒凹固位时特别有用。可摘式和固定式 Twin Block 矫治器组成相似，主要由上、下颌两部分组成。

上颌部分包括固位卡环、舌簧（需要唇向移动个别牙时）、树脂基托及导斜面。固位卡环为上颌第一磨牙的改良箭头卡，为加强固位，也可以增加唇弓、尖牙远中邻间钩。上颌咬合板树脂应覆盖上颌后牙的舌尖，在上颌第二前磨牙的近中边缘嵴开始形成向远中的斜面，斜面延伸至相当于上颌第一磨牙近中面处，斜面角度为 70°，上颌咬合板树脂向远中逐渐变薄形成楔状。

下颌部分包括固位卡环、树脂基托及导斜面。下颌固位卡环由下颌切牙区的球状邻间钩和第一前磨牙的圈形箭头卡组成；下颌切牙区的牙间球状邻间钩除了增强固位，还可有效防止下颌切牙唇向倾斜。下颌咬合板树脂覆盖前磨牙舌尖并延伸至下切牙舌隆突，从下颌第二前磨牙远中邻面处开始向近中形成斜面，斜面角度亦为 70°，与上颌斜面相对应。尖牙舌侧基托可稍微加厚以防止矫治器折断。需要强调的是，下颌树脂斜面不能覆盖至第一磨牙的𬌗面，以防矫治深覆𬌗时下颌磨牙的萌出受阻。

在临床使用中，可根据具体情况使用各种改良式 Twin Block 矫治器，主要包含：

（1）Twin Block 矫治器可以根据需要增加扩弓螺旋、弹簧等附件，以扩大矫治功能。例如，在上下颌中线处分别使用扩弓螺旋，以扩大上下颌牙弓；或是设计舌簧矫治舌倾的切牙。

（2）反式 Twin Block 矫治器：用于矫治Ⅲ类错𬌗。矫治器的斜面角度也为

70°,但与前面所述 Twin Block 矫治器的斜面方向相反。Ⅲ类错𬌗患者的上颌一般同时伴有长度和宽度的发育不足,因此上颌可增加矢状向及横向的扩大螺旋。使用反式 Twin Block 矫治器时可同时辅助Ⅲ类颌间牵引或面架上颌前牵引以增强疗效。

（3）口外牵引式 Twin Block 矫治器:可通过在上颌树脂板第一磨牙区设计口外弓牵引用颊面管,供上颌口外弓向后牵引;也可以在面弓正中前方处焊接一个唇钩,通过唇钩 - 下颌邻间钩的牵引保持下颌在前伸位。

【临床操作与注意事项】

以治疗不伴拥挤的Ⅱ类 1 分类错𬌗为例。

（1）初诊收集临床资料、取模、拍片、照像、收集临床资料、分析诊断、制订治疗计划。

（2）𬌗重建:取工作模,训练患者下颌前伸,在前伸位用烤软的蜡条进行𬌗重建。下颌一般前伸 5~8mm,前牙可呈切对切,前牙间咬合打开约 2mm,第一前磨牙区打开 5~6mm。这时磨牙间有 2mm 的颌间间隙,以利于下颌磨牙萌出,改善深覆𬌗。如果患者覆盖大于 10mm,可通过分步在 Twin Block 矫治器上颌导斜面的近中增加自凝树脂,逐步前伸下颌。对于功能性下颌偏斜的患者,𬌗重建时应对齐中线。另外,在治疗过程中,可通过在单侧增加树脂的方式,改正下颌位置不正、中线不齐等。

（3）修整工作模,按𬌗重建上𬌗架,制作 Twin Block 矫治器。

（4）试戴:试戴口内矫治器,当患者上下颌矫治器咬合在一起时,患者的下颌要沿着导斜面前伸。嘱咐患者从初戴时每天戴 2~3 小时逐渐增加戴用时间,2~3 周后达到每天至少戴用 12~14 小时。如果矫治器有扩弓螺旋、颌间水平牵引或口外牵引的患者,试戴时可暂不予调整加力。戴用 1 周左右,适应后再行加力。

（5）复诊:戴用矫治器后第一次复诊可在 1 周后,检查矫治器的固位情况、有无黏膜刺激压痛等情况,若有则需予以适当缓冲。若矫治器附置有螺旋扩弓,交代患者自己每周旋转螺旋 1/4 圈,逐渐扩大上颌牙弓。在随后每月的复诊中注意上下颌牙弓宽度是否协调,防止过度扩弓。

对于深覆𬌗的矫治,可逐渐调磨降低上颌矫治器磨牙区𬌗面的树脂,每次调磨 1~2mm,使下颌后牙和上颌树脂𬌗垫间的距离允许探针自由通过即可,而上颌导斜面的高度在治疗过程中不能降低。只有在下颌前伸到位,主动治疗结束时再调磨上颌导斜面及下颌矫治器,以利前磨牙萌出,改正前磨牙区开𬌗。

对于开𬌗的患者,磨牙区的树脂不能调磨,要始终保持树脂与后牙的咬合接触,以抑制后牙伸长。后期前牙区开𬌗可通过调磨上下颌前牙间树脂,以及前牙区粘接托槽后采用橡皮圈进行垂直牵引的方法改正开𬌗。

(6)保持:一般使用 Twin Block 矫治器矫治 12 个月左右,颌骨及牙弓的关系得到改善。对于需要进一步排齐牙列、精细调整咬合的患者,可换用固定矫治器进一步治疗。

(郭永文)

第二节　其他矫形治疗技术

一、上颌前牵引矫治技术

【概述】

上颌前牵引矫治(maxillary protraction)用于儿童上颌发育不足的Ⅲ类错𬌗畸形的治疗。其原理为通过重力牵引,促进上颌骨周围骨缝新骨沉积,包括额颌缝、颧颌缝、颧颞缝、翼腭缝,促使上颌复合体产生向前向下的生长,上颌牙列近中移动,上颌后牙高度增加,下颌向后下旋转,从而对面型及咬合关系起到矫治作用。其中需要注意的是,上颌后牙高度的增加对水平生长型患者是有利的,而对于垂直生长型患者不利。

【适应证】

前牵引适于对儿童上颌发育不足的Ⅲ类错𬌗畸形的矫治。对于同时存在上颌发育不足以及下颌发育过度的Ⅲ类错𬌗畸形可使用改良颏兜前牵引矫治。矫治时机一般主张替牙列早期开始,在上颌侧切牙牙冠萌出一半左右开始较为理想(8 岁左右)。此时牵引可有较多的颌骨效应,较少的牙效应。采用牙支抗固位方式前牵引时应注意固位牙牙根发育的情况。

【制作步骤】

(一)包绕𬌗垫式活动矫治器的制作

1. 常规取患者上颌牙列印模,灌石膏模型。

2. 弯制箭头卡环　箭头卡常用于第一恒磨牙,也可用于前磨牙,或横跨上颌 2 颗中切牙或 4 颗前牙,固位作用良好。

(1) 修整石膏模型:弯制前,在石膏模型上,用雕刻刀在需要用到的磨牙或前磨牙颊面近远中邻间隙龈乳头区,沿牙面刻去 0.5mm。

(2) 弯制卡环:取直径 0.7mm 或 0.8mm 的不锈钢丝,将钢丝中部比于基牙颊面标记卡环桥部,桥部的长度约为近远中颊尖间的宽度,位于颊面的𬌗 1/3 和中 1/3 交界处,离开颊面 1.5~2.0mm。然后将钢丝向龈方弯制 2 个箭头,将箭头转向牙冠近远中面邻间隙方向,与牙长轴约成 45° 角,应紧贴于颊面近远中轴角区的牙面,起固位作用。

(3) 形成连接体:用梯形钳将近远中两末端钢丝沿基牙的𬌗外展隙和舌外展隙弯制至舌侧组织面,形成连接体。

3. 弯制邻间钩　第一乳磨牙与第二乳磨牙之间、第一乳磨牙与乳尖牙之间可弯制邻间钩增加固位。

(1) 修整石膏模型:弯制前将模型上邻间隙龈乳头区修去 0.5mm。

(2) 弯制时,先将直径 0.8mm 钢丝末端磨圆钝,再弯成 1.5~2.0mm 的钩状,尽可能进入触点的龈方。

(3) 其余部分经颊外展隙、𬌗外展隙及舌外展隙,连接体进入舌侧基托。

4. 弯制牵引钩　取直径 1.2mm 不锈钢丝,用梯形钳于上颌尖牙(或乳尖牙)唇侧弯制牵引钩,牵引钩先弯向龈方,最后形成游离端向后的弯曲。

5. 制作𬌗垫　用记号笔画出𬌗垫颊腭侧包绕的范围,覆盖上颌全牙列及后牙颊侧牙槽骨,前牙唇面覆盖 1/3~1/2 临床牙冠高度。涂布分离剂。调拌自凝树脂,在丝状后期于划定区域均匀充胶,基托厚度约为 2.5~3mm。后牙𬌗垫高度应充足,戴入口内后需经调𬌗使双侧后牙咬合有较均匀的接触,最终前牙区需打开 2mm 左右间隙。

(二) 配合 Delaire 面具的上颌前牵引矫治器

Delaire 面具多选用成品。临床使用时,需用橡皮圈连接在口内外装置的拉钩之间,通过选择橡皮圈的大小以及调节口外拉钩的位置调整力的大小和方向。

(三) 配合 Hickham 改良颏兜的上颌前牵引矫治器

1. Hickham 改良颏兜的制作步骤

(1) 先用蜡片制作患者颏部的个别托盘,调拌印模材料,置于个别托盘,将盛有印模材料的个别托盘轻轻置于患者颏部,注意勿用力使软组织变形,待印模材料凝固后取下,灌注石膏模型。

(2) 用记号笔画出欲制作颏兜的范围,上界至颏唇沟,下界至下颌下缘内侧,双侧至颏孔前缘。涂布分离剂。

(3) 调拌自凝树脂,在丝状后期于画定区域均匀充胶,厚度约为 2~3mm,左右分别埋入直径 1.8mm 钢丝,前方作为前牵引的口外拉钩,后方可弯制拉钩与头帽相连或者将钢丝沿着下颌下缘、下颌升支后缘延至耳后,末端弯制拉钩。

(4) 待自凝树脂完全凝固后,打磨、抛光,留通气孔。

2. 头帽　临床中多使用成品头帽改制而成。若需自制头帽,可用宽 2~3cm 的帆布带根据患者头颈部形态制作,自制头帽可由 3~5 条带构成。

(1) 第一条带环绕额枕部,在头颅的最大周径线上。

(2) 第二条带位于颏顶连线上,绕过头顶两端,终于两侧耳廓稍前方。

(3) 第三条带位于额、顶、颈的矢状连线上,从额部沿中线向后经枕部终于颈部。

(4) 第四、第五条带(选用)分别位于耳前后,两端汇合终于下颌角部。

(5) 在带子相交的地方缝合,避开耳廓,构成头帽。

(6) 在条带上需要牵引之处缝上纽扣。

【临床操作】

(一)矫治器的组成

矫治器分为口内承受牵引力部分和口外支抗部分。两者通过橡皮圈连接加力。

1. 口内部分　可使用活动𬌗垫式矫治器,以解除前牙反𬌗锁结。要求固位良好,牵引钩一般位于尖牙附近龈方,应保证橡皮圈牵引时不压迫口角。对于上颌牙弓缩窄者,也可配合使用快速扩弓装置,此时可用固定带环式矫治装置,在上颌第一磨牙、上颌第一前磨牙上粘接带环保证固位。

骨支抗前牵引:传统的前牵引治疗均以上颌牙列为支抗,间接对上颌复合体施加前牵引力,所以可能存在支抗丧失、上颌前牙唇倾、上颌磨牙前移等副作用。另外,上颌磨牙伸长虽然可使下颌后下旋,利于Ⅲ类错𬌗的矫治,但对于高角患者不利。由此,近年来一些学者探索了骨支抗前牵引的应用。常见的方式有上颌植入钛板种植体(除此之外,微种植钉或骨膜下种植体也有报道),通过口外装置施加前牵引力,或同时在下颌前段植入钛板种植体,采用Ⅲ类颌间牵引达到上颌前牵引的目的。与传统的支抗相比,前牵引联合骨支抗具有较高的牵引速率,而上颌逆时针旋转、下颌的后下旋转以及面下 1/3 高度增加等作用较少。

2. 口外部分　Delaire 面具或 Hickham 颏兜。①对于单纯上颌发育不足的Ⅲ类错𬌗畸形,使用 Delaire 面具;②上颌发育不足伴下颌发育过度者采用改良颏兜前牵引装置,口外部分为 Hickham 颏兜。

（二）力的方向与作用点

重力作用下,上颌骨的移动方向与前牵引的方向及施力点有关。

力的方向和鼻上颌复合体阻力中心的关系决定上颌骨前移的程度和方式。当力线通过上颌骨的阻力中心,则可使上颌骨近水平前移。赵志河等人采用三维有限元分析测定了上颌阻力中心的位置,即在正中矢状面上,高度约在梨状孔下缘,前后向位置在第二前磨牙和第一磨牙之间,这为临床中前牵引的方向确定提供了重要的依据。当从尖牙处牵引时,力的方向为向前下37°时,牵引力线经过阻力中心,可避免上颌骨发生旋转,并且矫治效果与上颌骨正常的向前下生长的方向一致。如果采用水平牵引,可能会导致上颌发生逆时针旋转,对于面下 1/3 高度过大者不利。

前牵引时,从磨牙区牵引比从尖牙区牵引所引起的上颌逆时针旋转更明显。由于上颌逆时针旋转有打开咬合、增加面下 1/3 高度的效果,对于面下 1/3 高度不足的患者,牵引可从磨牙区进行,但应保证橡皮圈牵引时不压迫口角。而对于面下 1/3 高度过大或正常者,牵引宜从尖牙区进行。

（三）力的大小

前牵引力的大小一般以每侧 500g 左右为宜。牵引力过小无法引起骨缝改建,主要表现为牙列被拉向前。只有在较大的矫形力作用下,上颌骨与颅骨相连的骨缝才能得以牵张并沉积新骨,从而促使上颌骨向前下方向生长移位。

（四）配戴时间

一般每天配戴 12~14 小时。需要注意的是,重的间断力是减小牙移动的有效方式,而重而持续的力将引起牙根和牙周组织结构的破坏。因此,不应每天 24 小时戴口外装置。疗程一般需要 1 年左右,复诊间隔 1 个月左右。复诊询问配戴情况,检查矫治效果以及调整矫形力与固位力。

二、头帽颏兜矫形技术

【概述】

头帽颏兜(chin cup)矫形一般用于抑制儿童下颌发育过度。但儿童下颌发育过度治疗很困难,而且最终很可能还是需要正颌手术,因此其应用范围有

限。大多数研究表明,头帽颏兜的矫形效果,更多的是改变下颌骨的生长方向,
对下颌骨产生向后向下的旋转,而对下颌骨生长的抑制作用非常有限。下颌
后下旋利于Ⅲ类错𬌗的矫治,因此,该矫治效果对于水平生长型或平均生长型
患者较为有利,但对于垂直生长型患者不利。

【适应证】

适用于功能性下颌前伸或者生长发育期轻度的下颌前突畸形(前牙可退
至对刃𬌗者),并且前下面高短的低角Ⅲ类错𬌗。而对于严重的下颌前突,高角
Ⅲ类或有颞下颌关节病的患者不宜使用。

【制作步骤】

临床多使用成品头帽。若需自制头帽,具体步骤请参见本节"一、上颌前
牵引矫治技术"相关内容。

临床可使用成品颏兜,也可根据患者颏部形态自制个体化颏兜,具体步骤
请参见本节"一、上颌前牵引矫治技术"相关内容,此处颏兜左右两侧仅埋入
向后牵引的牵引钩。

【临床操作】

(一)矫治器的组成

矫治器由三个部分组成:

1. 口外支抗部分　即头帽(可有成品头帽、个体化头帽);

2. 力的作用部分　即颏兜(可有成品颏兜、个体化颏兜);

3. 矫治力部分　为连接头帽与颏兜的橡皮圈。

(二)力的方向与作用点

1. 对于水平生长型或平均生长型的轻度下颌前突畸形患者,使牵引力方
向从颏部直接对着髁突。通过牵引颏兜,直接作用于颏部,间接作用于髁突,
使下颌产生向后下的旋转。

2. 对于水平生长型功能性下颌前伸者,牵引力方向可通过髁突的下方。

3. 对于开𬌗或有高角倾向者,慎用头帽颏兜矫形方法。如确要使用,牵引
力方向宜通过髁突的上方,以减小高角的趋势。

(三)力的大小

对于不同的时期及不同机制的错𬌗畸形采用不同大小的矫形力。一般认
为,对幼儿的下颌前突畸形,每侧加力 200~300g;对于功能性下颌前伸者,每侧
加力 300~500g;对于骨性下颌前突者,每侧加力 500~800g。

（四）配戴时间

一般每天配戴 12 小时左右。由于下颌生长期较长，疗程可相应延长。在符合适应证的情况下，女孩可配戴至 14~15 岁，男孩可配戴至 16~17 岁左右，以确保获得稳定的矫治效果。

三、头帽口外弓技术

【概述】

头帽口外弓（headgear）技术可用于矫治儿童上颌前突患者畸形，同时也可用于配合其他矫治装置用于增强后牙支抗。头帽口外弓技术对于上颌骨生长的抑制作用比较有限，其作用更多体现在磨牙的远中移动。其原理为，通过牵引上颌后牙或上颌牙弓向后，对上颌骨周围骨缝的生长产生一定的抑制作用，从而一定程度地抑制上颌骨过度的向前生长，另外也可起到远中移动磨牙、增强后牙支抗的作用。

【适应证】

当用作上颌骨发育过度的矫形治疗时，宜在青春快速生长期进行；当用作支抗控制装置时，在保证良好固位和患者配合的前提下，儿童、成人均可使用。

【制作步骤】

（一）口外弓可使用成品或自制。调试的步骤如下：

1. 内弓

（1）内弓为与牙弓形态相似的粗唇弓，常用直径 1.2mm 不锈钢丝制成。

（2）将内弓置于牙模型上，在弓丝上标记出第一恒磨牙带环口外弓管近中点的位置，弯制阻挡曲，以免戴入时碰撞矫治器的其他部件。或可在内弓相当于前磨牙的部位焊一阻挡点，然后在阻挡点的远中穿入开大螺旋弹簧。

（3）内弓就位于磨牙管后，其前牙区一般位于前牙的中 1/3 处，与前牙不接触。

（4）除了与磨牙带环上的颊面管连接之外，口外弓也可直接与活动矫治器（如𬌗板或功能矫治器）连为一体，此时常用直径 1.8mm 不锈钢丝弯制左右侧内外弓，将内弓埋入口内活动矫治器。

2. 外弓

（1）外弓常用直径 1.5mm 或 1.8mm 不锈钢丝制成。

（2）在钢丝的中心段弯制成与内弓前牙段相似的弧形。然后在与口裂线平齐部垂直弯向前，然后再弯向两侧，形成与口角至面颊部形态相一致的弧形臂,两臂的末端各弯制成与面颊平行的圈环。

（3）将外弓的中部弧形端与内弓的相应部位焊接,焊接时应将内外弓的重合部位完全焊接以增加面弓的牢固性。

（4）临床中可根据不同的作用目的,改变外弓的位置,将外臂弯向上或向下,使之与内弓形成向上或向下的夹角,还可以改变外弓的长度。常规情况下应注意保证面弓左右侧的对称。

（二）头帽的制作步骤

临床多使用成品头帽或颈带。若需自制头帽,具体步骤请参见本节"一、上颌前牵引矫治技术"相关内容。

【临床操作】

（一）矫治器的组成

头帽口外弓由三个部分组成。

1. 口外支抗部分　即头帽或颈带。

2. 口外弓以及口内矫治器部分　口内矫治器可以是活动矫治器（𬌗板或功能矫治器）,也可以是固定矫治器。口外弓含内弓和外弓,分别为口外弓的口内部分和口外部分。内弓与矫治器可通过磨牙带环上的颊面管连接或者直接与活动矫治器连为一体。

口外弓的不同类型：

（1）根据口外弓与磨牙的位置关系分为长、中、短口外弓。①长口外弓：外弓远中端位于磨牙远中；②中口外弓：外弓远中端位于磨牙处；③短口外弓：外弓远中端位于磨牙近中。

（2）根据外弓相对于内弓的倾斜位置可分为上方、水平、下方。①上方：外弓相对内弓向上夹角为30°；②水平：外弓相对内弓夹角为0°；③下方：外弓相对内弓向下夹角为30°。

3. 矫治力部分　一般为弹力橡皮圈或弹力颈带。根据牵引力量的方向,可分为：①高位牵引（high-pull headgear）,采用高位枕支抗；②水平牵引（straight-pull headgear）,采用水平枕支抗；③低位牵引（cervical headgear）,采用颈支抗。

（二）力的方向与作用点

在临床中,应根据错𬌗畸形的骨性和牙性机制设计力的方向。

1. 高位牵引　主要作用为抑制上颌骨向前下生长、使磨牙压入及轻度远中移动,适用于Ⅱ类高角患者。一般来说,采用高位牵引抑制上颌骨向前下生长时,宜选用短外弓,口外弓可倾斜向上,使口外牵引力通过上颌骨的阻力中心,即高度约在梨状孔下缘,前后向位置在第二前磨牙和第一磨牙之间。

2. 水平牵引 口外弓水平时,主要作用为支抗磨牙后移,适用于Ⅱ类均角患者。口外弓倾斜向上时,主要为支抗磨牙后移及轻度伸长。口外弓倾斜向下时,主要为支抗磨牙后移及轻度压入。

3. 低位牵引 主要作用是抑制上颌骨向前的生长、将支抗磨牙伸长,适用于Ⅱ类低角患者。采用低位牵引时,宜选用长外弓。

另外,使用J钩配合高位牵引力量可对上颌前牙部位进行内收和压低。

（三）力的大小

用于上颌骨畸形的矫形治疗时,每侧350~450g;用于牙齿支抗控制时,每侧200~300g。

（四）配戴时间

通常需要每天牵引至少10~12小时,尽量从晚饭后开始戴到第二天早晨。

（刘　钧）

第二十章

唇侧固定矫治技术

第一节　方丝弓矫治技术

【概述】

方丝弓矫治技术是唇侧固定矫治技术的基础和重要技术流派。1928 年 E.H. Angle 改良了自己早年发明的带状弓矫治器，提出了方丝弓矫治器。其后，经过以 Tweed 为代表的学者们的推广和改进，逐步发展成为现代的方丝弓矫治技术。

方丝弓矫治技术有两个鲜明的特点：一是采用标准型方丝弓托槽作为传力装置；二是需要进行精准的弓丝弯制。通过弓丝序列弯曲和托槽的相互作用，可以对牙齿进行三维控制，矫治绝大多数牙颌畸形，实现个性化的矫治目标。

【矫治装置】

方丝弓矫治器的矫治装置包括托槽、颊面管/带环、矫治弓丝、支抗装置和附件。

1. 托槽　托槽是固定矫治器的传力装置，通过将矫治弓丝固定在托槽槽沟内而对牙齿施以矫治力，控制牙齿的三维移动。托槽的基本结构包括托槽翼、槽沟、底板，制作托槽的材料包括金属合金、生物陶瓷、复合树脂等。

2. 颊面管/带环　颊面管与托槽的功能一致，多用于磨牙。带环是将托槽或颊面管粘接在牙齿上的装置。

早期的方丝弓矫治器为多带环，利用带环包绕牙冠的四个轴面，提高粘接力。1970 年后随着釉质粘接材料的发展，颊面管/托槽可以直接粘接在牙面上。因为在矫治过程中，磨牙要承担较大的矫治力或口外矫形力，所以标准方丝弓矫治技术在磨牙上会使用带环。目前，随着粘接剂性能的不断优化，带环的使用越来越少。

3. 矫治弓丝　矫治弓丝是固定矫治器的主要力源,矫治力来自弓丝本身的形变或各种弯曲。根据弓丝材质可分为:镍钛丝、不锈钢丝、β- 钛丝(TMA)等。根据弓丝横截面形态可分为:圆丝、方丝、麻花丝等。

4. 支抗装置　可分为口外辅助装置、口内辅助装置以及微种植支抗装置。

常用的口外辅助装置包括头帽、颈带、口外弓、J 钩、面架等。常用的口内辅助装置包括唇挡、横腭杆、腭托、舌弓等。微种植支抗装置包括微种植钉、微钛板等。

5. 矫治附件　常用的矫治附件有结扎丝、橡胶圈(分牙橡胶圈、结扎橡胶圈、链状橡胶圈、牵引橡胶圈)、镍钛螺旋簧、牵引钩、舌钮、辅簧等。

【临床操作】

方丝弓矫治器的临床操作包括基本操作和矫治步骤。

1. 基本操作　包括:带环安置、托槽粘接、弓丝弯制等。

(1) 带环安置

1) 安置带环前,把分牙橡胶圈或分牙簧放入需要安置带环的牙齿与邻牙的邻接区,5~7 天后复诊,使邻接区分离。

2) 选择合适的成品带环,在口内试戴。要求:大小合适、紧贴牙面、无撬动、无下沉、不压迫牙龈。

3) 常用玻璃离子水门汀进行粘接,固化后,仔细去除多余的粘接剂。

(2) 托槽粘接

1) 粘接前,先用橡皮杯清洁牙面;用酸蚀剂(酸蚀凝胶或酸蚀液)处理牙面 20~40 秒,酸蚀范围以托槽底板大小为准;流水冲洗并吹干牙面,牙面应呈白垩色。

2) 用棉卷隔湿,保持牙面干燥;涂布少量粘接底液,取适量粘接剂置于托槽底板上,将托槽置于牙面设定的位置上,并加压挤出多余的粘接剂;去除多余的粘接剂。

3) 等待粘接剂自身完成化学固化,或进行光固化;在托槽四周涂布防龋材料。

(3) 弓丝弯制:在牙列矫治阶段,方丝弓矫治技术需要根据个性化的矫治目标,常规进行三个序列的弓丝弯制。

1) 标准弓形:方丝弓矫治技术常用的标准弓形有 Bonwill-Hawley 弓形和简易个体弓形,取一截(约 15cm 长)直的不锈钢方丝,用弓丝成形器形成弓丝前牙段弧度,调节弓丝后牙段与弓形图相匹配。也可选择预成弓丝,简单调整后使用。

2) 第一序列弯曲:是在弓丝上弯制水平向弯曲,主要包括:内收弯(inset)、外展弯(offset)、内倾弯(toe-in);也包括外倾弯(toe-out)。

3) 第二序列弯曲:是在弓丝上弯制垂直向弯曲,主要包括:后倾弯(tip back bend)、前牙轴倾弯(axial position bend);也包括前倾弯(tip forward bend)、屋顶样弯(gable bend),以及各种垂直曲(停止曲、关闭曲、开大曲等)。

4) 第三序列弯曲:是在方丝上弯制扭转弯曲,包括:正转矩(根舌向或冠唇向转矩)、负转矩(根唇向或冠舌向转矩)。一般情况下,上颌切牙为正转矩,上颌尖牙和下颌牙为负转矩。

2. 矫治步骤　不同类型错𬌗畸形的矫治步骤有所不同。以正畸临床中常见的安氏Ⅱ类1分类拔牙病例为例,大体可分为四个阶段:牙列预备、牙列矫治、精细调整、保持(详见本章直丝弓矫治技术)。

(1) 第一阶段:牙列预备

本阶段的主要目标是:支抗预备、排齐牙列、整平𬌗曲线、协调牙弓。

(2) 第二阶段:牙列矫治

本阶段的主要目标是:调整中线、关闭拔牙间隙、矫治磨牙关系。

(3) 第三阶段:精细调整

牙列矫治阶段结束后,虽然牙齿已经排齐,拔牙间隙关闭,前后牙已建立良好的咬合关系,但不可避免会存在一些小问题:个别牙排列不齐、牙长轴不正、转矩不良、垂直关系不良、中线不齐、牙冠大小异常。本阶段的主要目标是对这些小问题进行精细调整。

(4) 第四阶段:保持

精细调整完成,达到个性化矫治目标后,即可拆除口内的固定矫治器,进入保持阶段。

第二节　直丝弓矫治技术

【概述】

20世纪70年代初,Andrews在其提出的正常𬌗六项标准的基础上设计出了直丝弓矫治器,相对于方丝弓矫治器,该矫治器在托槽上预先设置了第一、第二、第三序列的数据,采用托槽定位牙齿,较少弯制弓丝,简化了临床操作,缩短了矫治时间。直丝弓矫治技术经过众多学者研究改进,目前已为越来越多的正畸医师使用。

【矫治装置】

直丝弓矫治技术的矫治装置与方丝弓矫治器基本相同,但直丝弓矫治器有预设数据,并且随着时间经历了变化与发展。在治疗中也应该基于治疗的需求选择合适的矫治器。

1. 矫治器种类　根据预成数据的不同,直丝弓矫治器可分为以下几类:

(1) Andrews 直丝弓矫治器:Andrews 设计的直丝弓矫治器系列,最先设计出用于不拔牙病例的标准型直丝弓矫治器,随后又对之进行改动,根据 ANB 角、拔牙与否、支抗需求设计了平动型直丝弓矫治器。由于 Andrews 想设计出能做到“全程式化”并适用于每一种骨面型患者的矫治器,总共有 10 余种托槽系列,每一系列每颗牙齿的设计又各不相同,最终导致该系列矫治器临床使用不便。

(2) Roth 直丝弓矫治器:Roth 根据功能𬌗治疗目标,在 Andrews 直丝弓矫治器的基础上进行了改良。其设计思想主要为:①一个托槽系列适合于大部分患者;②托槽所包含的角度可以完成牙齿三维方向的轻度过矫治;③允许牙齿轻微倾斜移动;④粘接时上颌侧切牙,下颌前牙托槽位置近切缘,利于矫治深覆𬌗。

(3) MBT 直丝弓矫治器:McLaughlin、Bennett 和 Trevisi 根据他们提出的滑动法关闭拔牙间隙的理念,对直丝弓矫治器的托槽设计进行了改良,提出了 MBT 直丝弓矫治器。同时,MBT 还提出了采用持续性轻力、尖牙后结扎、末端回弯、滑动法关闭拔牙间隙等现代矫治理念,进一步减少了弓丝弯制,提高了矫治效率与质量。

(4) HX 直丝弓矫治器:针对中国人的审美观、牙颌特征,四川大学华西口腔医学院设计了 HX 直丝弓矫治器。相对于以上矫治器,其在预设数据上做了针对性的改进,设计包括倾斜、转矩、内外收展、抗倾斜和旋转、过矫治等。

1) 托槽基底厚度设计:上颌侧切牙仅较中切牙厚 0.2mm,以适应中国人正常𬌗切牙冠突距的差异。上颌第二前磨牙较第一前磨牙托槽厚 0.3mm,有利于其与邻牙建立良好的触点和第一磨牙外展。下颌第一磨牙与第二磨牙颊面管基底厚度相同,以保证患者的舒适与矫治效果。

2）轴倾角：后牙轴倾角均设置为 0°，上颌前牙和下颌尖牙托槽的轴倾角设置较正常拾增大，目的是对抗关闭拔牙间隙时前后牙段分别向拔牙间隙倾斜。

3）冠转矩：增大了后牙特别是下颌后牙矫治器的转矩，以期其更好的直立于基骨中；增大了上颌切牙矫治器的转矩，使上颌切牙更好的整体后移；减小了下颌切牙托槽的转矩，对抗Ⅱ类牵引时下颌前牙的唇倾。

4）抗旋转设置：为了对抗关闭拔牙间隙时，前、后牙段向拔牙间隙旋转，在上颌尖牙设置 4°近中旋转角，下颌尖牙 2°近中旋转角，而所有的第一和第二前磨牙均有 2°远中旋转角。

5）冠面外形：根据牙冠唇颊侧托槽粘接部位的解剖外形的研究，每颗牙的托槽底板均设置有与牙冠解剖外形相适应的近远中、拾龈向弧度，保证托槽粘接时底板与牙面的贴合，有利于提高粘接强度。

2. 托槽材质　随着技术的发展以及患者对于美观矫治的需求，目前主要有金属托槽与美学托槽两种选择。

（1）金属托槽：绝大多数金属托槽为不锈钢材质，对托槽的基本要求为：高强度、高精度、大小合适、粘接强度高，以及生物相容性好等。

（2）美学托槽：现代美观托槽主要有如下三种材料：①树脂托槽：采用聚碳酸酯制作的美观托槽，但容易变色，强度不足；②加强型树脂托槽：包括陶瓷加强型、玻璃纤维加强型、金属加强型的树脂托槽；③陶瓷托槽：具有美观、强度高等优点，是目前使用最广泛的唇侧美学托槽，其主要成分是三氧化二铝（单晶或多晶）与二氧化锆。

3. 结扎方式

（1）不锈钢丝结扎：采用 0.01 英寸不锈钢丝将弓丝结扎入托槽翼，是传统结扎方法，费时且摩擦力较大。

（2）弹性结扎橡皮圈结扎：相对于不锈钢丝，橡皮圈操作更为简便，但存在摩擦力更大，结扎力衰减快等缺点。

（3）自锁托槽：自锁托槽有主动与被动两种类型：①被动型：锁帽为坚硬的滑盖，弓丝与其接触不会引起滑盖变形，从而不会产生额外的摩擦力；②主动型：锁帽在使用细丝时锁片对弓丝滑动无影响，但用到较粗的方丝后，锁夹会对弓丝产生主动的压力，以利于控制牙齿转矩，但摩擦较大。

相对于传统的结扎式托槽，带滑动锁片或滑盖的自锁托槽可以快速的闭合和开启，节约了椅旁操作时间。同时，弓丝与锁片／锁盖之间的摩擦力降低，不仅有利于滑动,也使用于移动牙齿的矫治力降低,更符合轻力的原则。

【基本操作】

1. 托槽定位　直丝弓矫治器采用临床冠中心来确定托槽的位置,临床冠中心是指牙齿临床冠长轴与牙冠中心线的交点,特别是牙冠颊面弧度较大的前磨牙,把托槽定位于临床牙冠中心以免使其转矩异常特别重要;前牙因为牙冠唇面的弧度较小,托槽定位不特别强调临床牙冠中心,而应该参照前磨牙托槽槽沟到其牙尖的距离来定位前牙托槽到切缘的距离。

2. 托槽粘接

(1) 直接粘接:即目测法粘接托槽,该粘接方法的准确度取决于医师的临床经验,具体步骤为:①目测法确定各牙齿的临床冠中心,清洁酸蚀牙面。②取适量粘接剂置于托槽底板上,将托槽中心定位于临床冠中心位置。③调整托槽位置,使托槽中心的垂直标志线与牙冠长轴重合;从𬌗方观察,调整托槽位于牙冠近远中向的中份。

(2) 间接粘接:为了避免直接粘接由于视觉引起的粘接误差,先在模型上完成托槽 / 颊面管的精确定位,制作转移托盘,再通过转移托盘在口内完成粘接。

【矫治步骤】

和方丝弓矫治技术相似,直丝弓矫治技术的矫治步骤可以分为四个治疗阶段:

(1) 第一阶段:治疗早期,排齐牙列与整平牙弓,纠正深覆𬌗,整平𬌗曲线。

由于直丝弓矫治器中已经有预成的三个序列的数据,第一阶段的排齐整平即为使矩形的槽沟排列为一条平直的弓形弧线。该阶段的矫治要点是:

1) 遵循轻力原则,循序渐进的更换弓丝,保持矫治力的持续、柔和。

2) 细丝上最好不使用牵引力,以免引起前后牙段的倾斜,覆𬌗加深以及支抗丧失。

3) 防止排齐时前牙前倾和伸长,采用尖牙后结扎维持现有牙弓长度。

4) 弓丝末端回弯,防止其刺激颊黏膜。

5) 第二磨牙尽早使用带环,增加后牙的支抗单位,同时有利于矫治深覆𬌗。

6) 采用种植钉、多用途弓、J 钩、摇椅弓等纠正深覆𬌗。

7) 在托槽槽沟没有完全整平之前,不要主动关闭拔牙间隙。

(2) 第二阶段:调整中线,关闭拔牙间隙,矫治磨牙关系,形成正常覆𬌗、覆盖。

　　拔牙间隙主要用于解除拥挤，纠正中线，调整磨牙关系，改善软组织突度。在关闭拔牙间隙时首先要计算该间隙的用途，前牙与后牙各自的移动距离。该阶段的矫治要点是：

　　1）中线的矫治实际上开始于牙列预备阶段，可以通过不对称的拔牙设计或排齐策略逐步调整中线。原则上中线的矫正最好在拔牙间隙关闭之前完成，对于非拔牙患者，一般可采用颌间非平衡牵引，磨牙远中移动等技术调整中线。必要时，配合口外辅助支抗或微种植支抗。

　　2）根据前牙的内收顺序，关闭机制可分为：一步法和两步法。①一步法：即在牙列排齐后，采用粗的不锈钢方丝同时内收 6 颗前牙；②两步法：即在牙列初步排齐后，先牵尖牙向远中，等尖牙后移到位后，再换用粗的不锈钢方丝作为工作丝，内收 4 颗切牙。

　　3）根据矫治力的来源，关闭机制可分为：关闭曲法和滑动法。①关闭曲法是在工作丝上弯制垂直向的关闭曲，其形态可为匙形曲、泪点曲、T 形曲等，利用打开关闭曲产生的矫治力使前后牙产生相对移动，关闭拔牙间隙；②滑动法是以连续弓丝作为工作丝，利用链状橡皮圈、镍钛螺旋簧、J 钩等产生的矫治力，使前后牙相对弓丝产生滑动，关闭拔牙间隙。

　　4）矫治磨牙关系的主要方法有：①用上下颌骨差异性生长特性采用口外矫形力；②通过改变牙弓前后段的支抗单位，关闭拔牙间隙产生的不同磨牙移动；③采用螺旋开大簧、口外弓、摆式矫治器等装置推磨牙向远中。

　　(3) 第三阶段：完成期，精细调整，达到上下颌紧密的咬合关系。

　　与方丝弓矫治器相比，在矫治器安放准确的前提条件下，直丝弓矫治器预成的三个序列弯曲可以明显减少正畸医师在完成阶段的工作量。然而，由于个体之间牙冠形态、大小的变异，直丝弓矫治器预置的三个序列弯曲不一定适用于每位患者。加上托槽定位误差，支抗控制，转矩控制不佳等因素，完成阶段的精细调整仍然是非常重要的。完成阶段中常见需要调整的问题包括：

　　1）调𬌗：错位牙移动到新的位置后，其边缘嵴以及咬合接触点未经正常咬合磨耗，容易形成早接触与𬌗干扰，在治疗的每个时期都应该注意检查与调𬌗。

　　2）托槽再定位：初次粘接的托槽并不能保证一定在正确的位置上，因此在第三阶段开始时应首先检查托槽位置，并根据需要将位置不当的托槽重新粘接。

3）轴倾角调整与牙根平行：前牙、前磨牙、磨牙均有不同程度的近中倾斜度，轴倾角合适的时候，牙根一般都能达到平行。对于拔牙病例，拔牙间隙两侧牙根靠拢有利于防止复发。

4）转矩的调整：合适的牙冠转矩不仅有利于牙根直立于基骨中央，也是后牙达到紧密咬合关系的基础，同时也有利于殆力的良好传导。

5）轻度过矫治：扭转牙、深覆殆等往往需要过矫治。

6）适当的颌间牵引：用于调整轻度的颌间关系不调，同时也有利于建立紧密的咬合关系。

（4）第四阶段：保持。

拆除固定矫治器后，需要用保持器来维持牙齿位置和咬合状态，以利机体逐步完成咬合关系的生理调整，牙周组织的改建，破除口腔不良习惯，引导颌骨向有利的方向生长。

常用的保持器有活动保持器、舌侧固定保持器及功能保持器。

1）活动保持器：常用的活动保持器有负压压膜保持器、Hawley 保持器、Begg 保持器、夹板式活动保持器、正位器。

负压压膜保持器制作简单、美观舒适，目前已广泛使用，但易折裂损坏。

Hawley 保持器设计简单、效果可靠，但双曲唇弓常会导致尖牙远中间隙的复发。

Begg 保持器主要用于牙弓后段有少量间隙未关闭的患者。

夹板式活动保持器主要用于牙周病患者。

正位器用软树脂制成，允许牙齿进行小范围的调整。

2）舌侧固定保持器：舌侧固定保持器不影响美观、不必自行摘戴，保持效果好，但会影响前牙区的口腔卫生。可以选用多股麻花丝或高强度玻璃纤维复合树脂制作。

3）功能性保持器：主要用于颌骨仍有生长潜力的骨性畸形患者。常用的功能性保持器有平面导板、斜面导板、肌激动器、功能调节器等。

【注意事项】

直丝弓矫治技术由于在托槽和颊面管上预成了第一、第二和第三序列弯曲的数据，其矫治过程相对于方丝弓矫治技术更为简洁高效。在矫治过程中应注意：

（1）托槽的准确定位至关重要。

（2）牙列预备阶段对支抗要求更高。

（3）牙列整平、托槽槽沟的整平贯穿矫治全程。

（4）直丝弓矫治技术的优越性在精细调整阶段得到了最充分的发挥。

（5）虽然减少了弓丝弯曲，但临床中仍需要少量弓丝通过弯曲来达到个性化的矫治目标。

（王艳民　舒　睿）

第二十一章

舌侧固定矫治技术

【概述】

舌侧矫治(lingual orthodontics)是将矫治器安装于牙齿舌侧进行矫治的一项正畸矫治技术。为顺应人们追求美的现代治疗观念,同时能够实现正畸治疗过程中的"隐形"美观,舌侧固定矫治技术于20世纪70年代应运而生,最初是由日本的Kinya Fujita医师和美国的Craven Kurz医师分别提出,并因为其完全美观的优势而流行开来。到20世纪80年代中后期,由于正畸医师对舌侧矫治的生物力学缺乏深刻的理解,且间接粘接技术和预成舌侧弓丝技术发展尚不成熟,许多病例矫治效果不理想,出现了拔牙病例前牙转矩失控、支抗丧失、后牙开𬌗、牙齿排列不理想等问题,使舌侧正畸的发展跌入低谷。直至20世纪90年代以后,随着间接粘接技术、个性化排牙及个性化矫治器的设计和生产技术、舌侧生物力学机制研究等的突破,舌侧矫治重新走向繁荣,在全球广泛开展。

舌侧矫治是当前口腔正畸中技术含量高、临床操作复杂、治疗中美观效果好的固定正畸矫治技术,因此既是当前临床正畸学研究的热点,也是固定矫治技术的高点。

【材料选择】

1. 印模 硅橡胶印模材料。舌侧矫治特别是个性化舌侧矫治对印模质量要求较高,尤其是牙齿的舌侧面,要求清晰完整,故在取模之前应该常规全口洁治,待牙龈炎症消除后,使用硅橡胶印模材料制取印模。

2. 舌侧矫治装置 主要包括舌侧托槽和舌侧弓丝,其支抗装置、附件等与唇侧固定矫治相似。

(1)舌侧托槽:不同舌侧矫治系统的托槽设计各不相同:

1)按照结扎方式舌侧托槽可以分为非自锁舌侧托槽和自锁舌侧托槽。

2) 按照是否个性化设计生产可以分为成品托槽和个性化舌侧托槽。由于牙齿舌面的形态不规则且个体差异大，非个性化的传统舌侧托槽粘接会在托槽与牙面间形成树脂补偿，而个性化舌侧托槽是根据每位患者的每颗牙齿个性化定制的，有非常显著的优点：与牙面紧密贴合；托槽底板更薄；对患者的舌体影响小；可以设计更大的托槽底板面积，能够有效增加粘接强度；针对患者具体的错𬌗畸形及正畸方案可以加入个性化的数据设计，更有利于牙齿三维方向的控制和过矫治的添加。另外，由于个性化舌侧托槽的设计是基于个性化排牙的结果，再配合间接粘接技术，有利于实现高效、精准的正畸治疗。

3) 按照槽沟开口方向可以分为水平槽沟托槽和垂直槽沟托槽，其中水平槽沟托槽的弓丝是从舌向就位，对前牙的牙轴控制效果更好；垂直槽沟托槽的弓丝是从𬌗方就位，对前牙的扭转控制效果更好，但对牙轴的控制相对弱一些。现在主流的个性化舌侧矫治系统常采用前牙垂直槽沟、后牙水平槽沟的设计。

(2) 弓丝：由于舌侧托槽的位置特点，使用的弓丝同唇侧矫治弓丝有很大的不同。从舌侧面看，在侧切牙和尖牙之间、尖牙和前磨牙之间、前磨牙和磨牙之间存在不同的唇/颊舌向厚度的差异，因此舌侧弓丝加入了尖牙补偿、前磨牙补偿和磨牙补偿3个外展弯，其中前磨牙补偿曲最为突出，故舌侧弓丝形状类似蘑菇形。在个性化舌侧正畸系统中，弓丝也是个性化弯制的，一般来说表达第一序列弯曲，与个性化托槽结合使用，实现临床中对牙齿更精准的控制。

【适应证】

随着舌侧固定矫治技术的发展，舌侧矫治技术几乎可以应用于传统唇侧固定矫治的各项适应证。相较于唇侧固定矫治，舌侧矫治的适应证有以下特点：

1. 满足要求矫治过程隐形美观的患者；

2. 牙齿唇侧脱矿或其他原因不宜粘接托槽的患者；

3. 对于严重的深覆𬌗，特别是下颌 Spee 曲线深的患者，下颌前牙唇侧受到上颌前牙的咬合阻挡无法粘接矫治器，舌侧矫治技术中早期粘接下颌矫治器并不受咬合影响，加之舌侧矫治器上颌前牙常有咬合平面设计，可以早期整平下颌曲线，打开咬合。

【禁忌证】

舌侧矫治技术无绝对禁忌证。

舌侧矫治技术的相对禁忌证：

1. 由于工作性质或其他原因不能接受短时期内发音受影响的患者；

2. 牙弓明显缩窄者；

3. 上颌前牙舌侧釉质严重磨耗者；

4. 临床冠过短者。

【临床操作】

（一）正畸前准备

1. 收集患者资料，制订矫治方案（同传统唇侧矫治）。

2. 采用硅橡胶印模材料取印模并灌注成石膏模型，要求牙齿形态完整无形变。

3. 利用人工排牙或排牙软件进行排牙试验，参照 Andrews 正常𬌗的六个关键（six keys），依照正常的轴倾、转矩和高度，结合牙齿的解剖形态、磨耗程度和美观等因素，将牙列排成理想的咬合状态。

4. 建立排牙后数字化模型，利用计算机 CAD/CAM 技术设计并制作个体化托槽及弓丝。

5. 制作间接粘接转移托盘。

（二）正畸治疗过程

1. 粘接舌侧托槽　常规清洁和抛光牙齿舌面后吹干，严格隔湿，涂抹酸蚀剂于牙舌面，冲洗以完全去除酸蚀剂后再次吹干，在托槽粘接之前需保持牙面干燥。在牙舌面及托槽底面上涂一薄层光固化处理液，在托槽底板涂少量光固化树脂，快速将每个间接粘接转移托盘仔细地放到相应牙面上，精确定位后去除多余的粘接剂，光固化灯光照至少 20 秒。重复同样的步骤直到全部托槽粘接完成，去除转移托盘。对于个别因扭转等原因暂时不能粘接托槽的牙齿，需要在初始弓丝上使用镍钛推簧扩展足够的空间后，再进行托槽粘接。

2. 类似传统唇侧矫治，舌侧矫治的治疗过程也分为排齐整平、关闭拔牙间隙、精细调整和保持四大步骤。

（1）第一阶段：排齐整平牙列。

可不同时粘接上下颌托槽，例如先粘接下颌托槽，待患者适应约 1 个月后，再行对颌托槽的粘接。初始弓丝可采用 0.012″ 或 0.014″ 的镍钛圆丝，逐步将弓丝完全入槽，排齐整平牙列，更换至 0.016″ × 0.022″ 镍钛方丝。

值得注意的是，对于垂直槽沟的托槽，使用反折结扎（over-tie）或者双重反折结扎（double-tie）的结扎方式能让弓丝完全就位于槽沟，利于牙齿轴倾度的控制。

另外与唇侧矫治技术不同,在整平牙列的过程中,舌侧矫治技术中弓丝施加在前牙舌侧托槽的压入力的力线方向更加接近前牙阻抗中心(而唇侧系统中压入力的力线经过牙齿阻抗中心的唇侧),因此舌侧矫治技术更容易实现前牙的绝对压低,减少打开咬合过程中出现的切牙唇倾。

从𬌗面观,由于托槽排列于牙齿舌侧,故其托槽间距较唇侧托槽小,因此弓丝硬度增加而旋转力矩小于唇侧矫治系统。并且舌侧矫治中施力点更接近于牙齿长轴,这要求应更加注意生物力学的控制:牙齿旋转运动时,更难在舌侧产生有效力偶,且舌侧矫治扭转牙产生的力矩小于唇侧矫治。因此对于拥挤病例的治疗,舌侧矫治需要使用更有弹性的弓丝,同时需要灵活配合使用镍钛推簧及牵引。

(2) 第二阶段:关闭拔牙间隙。

拔牙病例关闭间隙阶段的牙移动控制是舌侧矫治技术的难点,主要集中在以下几个方面:

1) 前牙转矩的控制:由于舌侧矫治系统中前牙的受力点在牙齿舌侧,当前牙同时受到内收力和压入力时,两个力的合力方向较唇倾矫治系统更加靠近牙齿阻抗中心的舌侧,因此容易产生顺时针方向的力偶,发生前牙转矩的丢失。因此需要对前牙的转矩做相应的控制,具体的方法有:

① 在个性化前牙舌侧托槽中预置额外的正转矩数值;

② 在个性化排牙中增加前牙的唇倾度;

③ 选择使用前牙垂直槽沟设计的托槽系统;

④ 使用种植支抗配合长牵引钩关闭间隙;

⑤ 轻力内收;

⑥ 用全尺寸的 TMA 丝做好转矩预备后再进行内收等。

2) 尖牙牙长轴的控制:如果尖牙是垂直槽沟设计,弓丝𬌗方无金属结构的限制,完全靠结扎丝结扎或弹性结扎来控制尖牙的牙长轴,因此控制作用较舌侧水平槽沟及唇侧托槽弱。相应的处理方法有:

① 在个性化尖牙舌侧托槽中预置额外的轴倾数值;

② 在个性化排牙中增加尖牙的近中轴倾度;

③ 增加尖牙托槽槽沟长度的设计;

④ 对尖牙使用双重反折结扎;

⑤ 避免单独向远中牵拉尖牙等。

3）后牙支抗的控制：对于下颌牙弓而言，由于下颌前牙的垂直向受力较唇侧矫治技术更加接近牙齿阻抗中心，从而容易实现下颌前牙的绝对压低，下颌前牙唇倾的效应较小，进一步带来的效应是下颌后牙受到向远中的后倾力，因此下颌关闭间隙的过程中下颌磨牙近中移动相对困难。然而，对于上颌而言，舌侧矫治技术中上颌磨牙容易出现近中移动或倾斜，上颌支抗较弱。相应的注意事项有：

① 下颌拔牙模式的选择中，慎重选择拔除下颌第一前磨牙的模式，即使是安氏Ⅰ类磨牙关系，最好也选择"上4下5"的拔牙模式；在适当的情况下，可以选择仅拔除上颌第二磨牙达到标准远中关系的拔牙模式。

② 上颌结合种植支抗进行间隙的关闭。

③ 轻力内收等。

4）横向拱形效应：在颌内牵引滑动法关闭间隙的过程中，舌侧矫治系统对后牙的横向效应会使后牙发生远中舌向扭转，从而导致后牙段的缩窄，出现横向拱形效应。相应的处理方法为：

① 在关闭间隙的过程中，在弓丝后段增加抗磨牙远中舌向扭转的处理；

② 采用颊舌侧双轨关闭间隙的模式。

（3）第三阶段：精细调整。

对于个性化舌侧矫治技术而言，个性化托槽的设计是基于个性化排牙为基础，并匹配了个性化弓丝，同时利用间接粘接技术实现托槽的准确定位。整个治疗过程是精准正畸的过程，因此精细调整阶段的内容较传统的固定矫治少，更加容易得到良好的牙齿三维方向排列及紧密的尖窝交错关系。

（4）第四阶段：保持。

与唇侧矫治类似，舌侧矫治的保持方法有舌侧固定保持、负压压膜保持器和正位器等。

【注意事项】

舌侧矫治技术存在适应证和优缺点，医师需根据成人正畸患者的具体情况，通过检查诊断分析，采用适合不同个体的矫治技术，满足患者的美观需要，并达到满意的治疗效果。

1. 前牙咬合板效应　舌侧矫治上颌前牙的咬合板效应是舌侧矫治技术与唇侧矫治的主要区别之一，咬合作用可以压低切牙，轻度升高后牙，配合附加支抗（横腭杆、种植支抗）可以对这两种移动产生不同的控制，咬合板可以辅助正畸医师较易解决深覆𬌗问题。但要正确预见治疗中可能产生的问题，例如:严重深覆𬌗或者深覆盖病例中,上颌切牙舌侧托槽可能妨碍错𬌗的前后向关系矫治;上颌中切牙不能被内收,或下颌前牙不能前移,反而出现前部支抗过强的负效应,从而导致磨牙近中移动后牙支抗丧失;Ⅱ类非拔牙病例还应注意,患者可能会因为咬合板效应发生下颌顺时针旋转从而加重Ⅱ类关系。

2. 对语音的影响　舌侧矫治器放置在牙齿舌侧。由于舌头是人体非常敏感的器官,在治疗初期,患者会感觉舌运动受限,影响发音,矫治器还会刺激舌的边缘产生疼痛。通常患者可以逐渐适应该问题。可教会患者使用口腔黏膜保护蜡,在治疗初期起到保护口腔黏膜的效果,待患者适应后可酌情减量使用。由于治疗开始后,患者会有一段适应期,适应期长短也因个体差异而有所不同。故在患者有重要社交工作前不宜开始进行治疗;或者分期粘接托槽,不要同时粘接全口托槽,以便患者更好地适应。

3. 准确的托槽定位是取得良好矫治效果的关键步骤。与唇侧固定矫治技术不同,正畸医师很难通过目测将舌侧托槽直接粘接在正确的位置,因此严格的舌侧矫治技术要求对托槽进行个别定位并采用间接粘接,借以保证托槽粘接位置的准确。准确的托槽粘接定位是舌侧固定矫治成功与否的关键。

4. 托槽再粘接　由于牙齿舌侧形态不规则,且差异性较大,在个性化舌侧正畸中,每个托槽的底板与相应的牙面都是匹配且有"嵌合"关系的,因此脱落后可以用个性化转移托盘进行粘接,也可以利用个性化舌侧托槽底板面积大及与不规则的舌面能良好贴合的特点,提高再粘接的准确性。

5. 口腔卫生　舌侧矫治器的边缘较唇侧矫治器更接近龈缘,因此对患者口腔卫生的要求更高,很有必要采取刷牙等预防措施,以防止菌斑堆积、龈炎和牙体脱矿等情况出现。嘱咐患者不可食用黏性太大的食物,如麦芽糖等。体积太大的食物如苹果等应切成小片,方可进食;每天早晚及三餐后都要刷牙,选用毛软、头小的优质牙刷,矫治器及牙面上不能有食物残留,最好配合冲牙器使用。

（王　军　余汶静）

第二十二章

透明牙套矫治技术

【概述】

透明牙套(clear aligner,CA)矫治又称无托槽隐形矫治,是一种新型的正畸技术。该技术根据患者的个体牙列生成数字化牙模,由正畸医师利用专门的软件设计最终目标及每一步的牙移动,并由此制作出一系列个性化的透明牙套,患者通过按时配戴、定期更换透明牙套完成正畸治疗。

透明牙套矫治技术相对于传统固定矫治器而言有如下优点:

1. 数字化模拟治疗,结果可预测,过程可控制。

2. 美观、舒适,易于清洁。

3. 医师椅旁操作时间更少,患者复诊次数更少。

然而透明牙套矫治技术也存在一定的不足。主要表现在膜片材料的硬度不够,因此对于长距离牙齿移动(尤其是后牙前移)的控制要弱于传统固定矫治技术。此时,可能需要通过辅助牵引,局部使用固定矫治器(片段弓)等方式加以弥补。

【适应证】

随着技术的进步,透明牙套的适应证越来越广,目前已几乎适用于所有的正畸患者,尤其适合下述情况:

1. 对口腔美观和卫生要求较高者。

2. 釉质发育不全、氟牙症和存在修复体等不利于托槽粘接者。

3. 牙周状况差和龋易感者。

4. 再次正畸治疗患者。

【禁忌证】

透明牙套矫治技术无绝对禁忌证;相对禁忌证包括:牙冠过短、后牙需长距离近中移动、患者不愿配合自行摘戴等。

【矫治装置】

主要矫治装置是个性化的高分子膜片矫治器。其力学性能是保证设计的牙移动能顺利实现的决定性因素之一，而其他性能也会影响矫治器的美观和舒适程度。理想的透明牙套矫治器材料应该满足以下几点：

1. 拥有适合的弹性和硬度。

2. 应力释放缓慢。

3. 拥有足够的抗冲击强度和抗撕裂性。

4. 不易着色，不易堆积菌斑。

此外，透明牙套技术的辅助矫治装置还包括附件。附件是由数字化模拟矫治设计，粘接于牙面特定位置，有特定大小和形状的树脂结构，其作用是优化透明牙套的生物力学控制能力，辅助牙齿移动至理想的位置。

【临床操作】

透明牙套矫治的操作步骤包括临床检查及资料收集、硅橡胶印模制备、数字化模拟矫治、矫治器初戴及复诊，以及精细调整和保持五大步骤。

1. 临床检查及资料收集　在常规正畸检查的基础上，增加评估患者接受透明牙套矫治的意愿以及依从性。

2. 硅橡胶印模制备　除了正畸治疗常规所需的资料外，透明牙套矫治还需要提供硅橡胶印模以生成数字化牙模。采用口内扫描直接获得数字化模型将是未来趋势，但目前通过硅橡胶取模仍是主流方式。

硅橡胶模型对于透明牙套矫治而言非常关键，它的精确度直接影响矫治器的贴合程度。通常采用两步法进行模型制备，包括初印模和终印模。

（1）初印模的制备：首先检查患者口内清洁状况。如有明显牙结石，需先洁牙。如有食物残渣，需先刷牙去除。

选取大小适当的塑料托盘，大小需覆盖最后一颗所需矫治的磨牙（一般指第二磨牙）。若确定需拔除第三磨牙后进行矫治，建议取模前先将其拔除，这样可使矫治器对于第二磨牙的包裹更为充分。

按比例（具体比例参阅材料说明书）取适量硅橡胶印模材料的重体，充分混合后放入托盘，上面覆盖双层塑料薄膜（可修剪塑料薄膜手套获得）。

将带有塑料薄膜和硅橡胶印模材料的托盘，放入口内取模，待印模材料充分固化后（一般至少需 1 分钟），从口内取出。

检查印模是否有缺陷，是否完整，取下塑料膜，便得到"初印模"，也称"个性化托盘"。

（2）终印模的制备：嘱患者再次漱口，吹干唾液，避免形成局部"唾液池"。

将精细的轻体印模材料注入个性化托盘内，注满全牙列，深度超过 1/2 牙冠高度。注意枪尖始终保持在印模材料内，以避免产生气泡。注射完成后轻轻震动个性化托盘，去除气泡。

牵拉嘴唇，观察印模材料是否覆盖了前牙唇面颈缘，如果没有，可以立刻补上轻体。

确认生产商说明书上的固化时间（一般至少 3 分钟），在印模材料完全固化前，手都不能离开托盘，以免模型变形。待放置时间足够后，小心取出托盘。

3. 数字化模拟矫治　透明牙套矫治的方案设计实际上是一种在电脑上完成的数字化模拟矫治，直接决定椅旁实际治疗效果。初学者往往对于方案设计缺乏清晰思路，不知从何入手，导致设计结果不佳或者事倍功半。笔者等经过摸索和临床实践，提出透明牙套数字化模拟矫治的"IMSAS"步骤。"IMSAS" 5 个字母分别代表 Incisor（切牙）、Molar（磨牙）、Set-up（排牙）、Attachment（附件）和 Staging（牙移动分步）。也就是说，模拟矫治需从这 5 个方面依次考虑，逐步完成。

（1）切牙设计的要点：切牙的位置对于治疗的美观效果至关重要，因此是最首要的考虑因素。多数情况下，应以上切牙为主进行设计，下切牙则参照上切牙的位置设定。上切牙设计应从以下方面考虑：

1）上颌切牙的矢状向位置：根据嘴唇突度的改变目标及牙根位于牙槽骨中的原则决定上切牙的矢状向终末位。

2）上颌切牙的高度：应从笑容时牙冠暴露量、牙龈暴露量和"笑弧"等方面综合考虑确定。

3）上颌切牙的轴倾度：应参考上切牙轴倾度的正常值轻微倾斜。

（2）磨牙设计的要点：切牙位置一旦确定，则需要通过磨牙位置的设计来解决牙弓的拥挤问题。数字化排牙为医师提供了极大的便利，不需要通过繁琐的计算，直接由数字化排牙模拟治疗效果便可得到磨牙的合适位置。

1）磨牙的矢状向位置：可以远移（推磨牙向后），也可近移（拔除前磨牙）。但近移量一般不宜超过 2mm，尤其是下磨牙，否则易发生磨牙倾斜。

2）磨牙的水平向位置：一般情况下不宜扩大牙弓（尤其是下颌牙弓），但当拥挤量较小，且基骨宽度允许时，也可通过磨牙区横向扩弓获得间隙。

（3）排牙的要点：透明牙套矫治要求医师检查、修改技师的排牙结果。医师应对正常牙弓的排列、咬合关系有深刻的理解和认识，参照 Andrews 正常殆的六个关键(six keys)排牙。因透明牙套的功效(efficacy)平均只能达到设计目标的 60% 左右,所以在排牙时应适当过矫治,如深覆𬌗、开𬌗、后牙扭转的矫治等。排牙应包含以下要点:

1) 正面观前牙倾斜度正常;

2) 侧面观后牙邻接关系良好、尖窝交错;

3) 𬌗面观没有扭转;

4) 舌面观咬合接触紧密;

5) 转矩正常。

(4) 附件设计的要点:附件对于透明牙套矫治必不可少,是实现生物力学效果的必要辅助装置。设计要点如下:

1) 以厂家给出的附件设计作为基础,进行调整或补充;

2) 近移、伸长、竖直、旋转等较难实现的牙移动类型,应考虑添加附件;

3) 不要添加过多附件,否则会造成摘戴困难;

4) 除了粘接在牙面的树脂,广义的附件还包括根据需要添加的牵引钩、牵引纽扣、前牙平导等附加设计。

(5) 牙移动分步设计的要点:牙移动分步很多时候决定了矫治的效率,甚至影响矫治的最终效果。医师应对牙齿之间的相互作用有充分的理解,并有足够的矫治经验,才能获得优化的牙移动分步。设计要点如下:

1) 发现并去除不必要的往返移动——压缩"水分";

2) 通过合适的牙移动分步,减少治疗中的𬌗创伤;

3) 从尽早改善患者前牙美观的角度考虑牙移动分步——前牙优先原则。

4. 矫治器初戴及复诊　医师上传模拟矫治方案并获得厂家生产的透明牙套后,接下来就开始椅旁矫治过程。透明牙套的椅旁矫治大致可以分为以下几个方面:附件粘接、患者配戴透明牙套、定期复诊检查和脱套的处理。

(1) 附件粘接:利用附件模板对附件进行粘接。首先让患者试戴附件模板,以确认是否贴合;然后清洁酸蚀牙面,吹干牙面后涂布底液并予紫外线照10秒;将树脂材料填入附件模板的凹陷中,并将附件模板就位压紧,使之紧贴牙面,紫外线照 20 秒;取下模板,使用车针去除附件菲边。也可在紫外线照 20 秒之前,再取下附件模板,先刮出多余的树脂材料菲边。

(2) 患者配戴透明牙套:嘱患者认真配戴透明牙套,每日配戴时间不能短于 22 小时,建议患者每日使用咬胶 20 分钟用于辅助牙套就位。每副透明牙套的配戴时间为 1~2 周,医师可依据患者的具体情况决定复诊周期,一般为 6~8 周复诊 1 次。

(3) 定期复诊检查:每次复诊医师应对患者下列情况进行检查:

1) 检查矫治器是否与牙体贴合良好;

2) 检查附件是否脱落或有磨损。若有,需利用附件模板进行重新粘接;

3) 使用牙线检查所有牙位的邻间隙是否过紧,并对过紧的牙位进行松解;

4) 检查邻面去釉的量是否足够;

5) 与软件模拟动画对比,观察牙齿移动是否到位;

6) 定期拍摄口内照片及面像。

(4) 脱套的处理:在临床中,常出现实际牙移动与模拟牙移动不符合的情况,即"脱套"或"脱轨"(off-tracking)。它的原因主要有两种:其一,因先天解剖劣势(如牙冠过短等),牙套包裹不佳,无法实现模拟的牙移动;其二,模拟治疗本身存在不合理性,设计的牙移动在人体上无法实现。一般可以通过橡皮圈牵引和使用片段弓技术让脱套的牙齿重回预设的位置。如果不能奏效,需要重取患者当前的 PVS 印模,重新设计。

5. 精细调整和保持　在患者完成最初设计的透明牙套配戴结束后,若牙齿位置与目标位存在一定差距,可以考虑精细调整(refinement)。按照初诊的程序,重新收集并提交相关资料。在精细调整设计期间,患者需要配戴现在口内的矫治器或保持器,以免复发。

透明牙套矫治结束后的保持和传统固定矫治保持相似,即矫治结束后配戴 2 年左右的保持器。透明牙套矫治相对传统矫治有一个优点,就是可以利用最后几副透明牙套作为患者牙列微小复发的矫治器。因此,医师应叮嘱患者保存最后 2~3 副透明牙套,一旦发现患者存在微小的复发,就可以让患者配戴最后几副透明牙套矫治器矫治微小的复发。

【注意事项】

透明牙套矫治是最近十来年才逐渐成熟的矫治技术,对于医师来说,初学者可以由易到难循序渐进的开展透明牙套矫治技术,可以从牙列间隙、轻度拥挤和仅需要少量磨牙远移的患者入手,逐渐过渡到拔牙和磨牙近移等疑难病例。

对于患者而言,透明牙套矫治要求依从性良好。应掌握透明牙套正确的摘戴方法,即戴牙套时从前向后就位,取牙套时从后向前脱位。常规使用咬胶辅助牙套就位。患者每天需配戴透明牙套的时间不少于 22 小时,且不要配戴牙套进食,以免牙套断裂。牙套清洗时应使用常温清水,不能使用烫水,以免变形。

(赖文莉　李 宇　龙 虎)

第二十三章

正畸辅助支抗装置

第一节 正畸种植支抗技术

【概述】

正畸种植支抗技术是从 20 世纪 50 年代开始出现的,根据支抗装置的形态特点和主要用途,大致分为两种:微种植体(micro implant)和骨支抗系统(skeletal anchorage system)。微种植体又称微螺钉种植体,其结构从上到下可分为头部、颈部和骨内螺纹部分。骨支抗系统的结构可分为基板、固定螺丝、连接体和头部。

【材料选择】

种植支抗装置所选择的材料大部分都是钛合金,因为钛具有良好的生物相容性,密度小,能抵抗较大的应力,不易折断和耐腐蚀;除钛金属以外,也有个别临时支抗装置采用高纯度医用等级不锈钢或可吸收的生物材料。

【适应证】

需要最大支抗或者常规支抗无法提供所需支抗力方向的病例,或使用常规支抗需要很长治疗时间的病例。

【禁忌证】

罹患某些全身性疾病如糖尿病、凝血功能障碍或局部性疾病如骨髓炎、颌骨占位性病变的患者不适用;未成年患者由于骨质疏松微种植支抗容易脱落而较少采用。

【操作步骤】

1. 微种植体支抗的植入

(1) 支抗植入部位及尺寸选择

1）上颌第一磨牙与第二前磨牙或第一、第二磨牙颊侧牙槽嵴根间：主要用于水平支抗的控制和压低磨牙。附着龈区域是较佳的植入部位，根据需要也可以在偏根尖的游离龈部位植入。建议采用直径 1.2~1.3mm、长度 7~8mm 的种植体。

2）上颌唇侧切牙之间：常用于前牙的压低及控制转矩。建议采用直径 1.3~1.4mm、长度 6~7mm 的种植体。

3）上颌腭侧第二前磨牙与第一磨牙或第一、第二磨牙之间：可用于压低后牙、增强后牙水平向支抗。建议采用直径 1.3~1.6mm、长度 10~12mm 的种植体。

4）腭中缝：可用于牙弓缩窄，增强水平向支抗，远移及压低磨牙。建议采用直径 1.5~1.8mm、长度 5~6mm 的种植体。

5）上颌颧牙槽嵴：远中移动整个上颌牙列，也可配合腭侧种植体压低上颌磨牙。建议采用直径 1.3~1.4mm、长度 5~6mm 的种植体。

6）上颌结节：用于远移磨牙。建议采用直径 1.3~1.4mm、长度 7~8mm 的植体。

7）下颌磨牙后区：可用于磨牙远移、磨牙竖直。建议采用直径 1.4~1.6mm、长度 5~10mm 的种植体。

8）下颌颊侧第一磨牙与第二前磨牙或第一、第二磨牙之间：增强水平向支抗，压低和远移磨牙，颊向移动磨牙。建议采用直径 1.3~1.6mm、长度 5~7mm 的种植体。

9）下颌颊侧尖牙与第一前磨牙之间：用于前移下颌磨牙。建议采用直径 1.3~1.6mm、长度 5~7mm 的种植体。

10）下颌正中联合：用于压低下颌前牙。建议采用直径 1.3~1.4mm、长度 5~6mm 的种植体。

（2）微种植支抗的操作

1）术前准备：X 线片确定大致植入部位，术前常规使用氯己定含漱液漱口。

2）选择适宜局麻药和局麻方式：多数采用利多卡因或阿替卡因局部浸润麻醉。

3）黏膜切开及打孔与否：根据植入部位黏膜厚度和疏松情况确定。如在黏膜区植入微种植体时，需要先做一个 3~4mm 的垂直切口。

4）助攻或自攻：根据术区骨质特点考虑是否采用辅助助攻式植入。

5) 植入过程:调整椅位和患者头位,在直视下利用指腹力旋转植入,植入角度根据植入部位解剖特点而定,在颊侧牙槽骨植入时多为 60°~70°。

6) 加载时机:可即刻加载,也可延期 2 周加载。但是对于做切口的患者最好植入后 2 周加载。加载大小一般不大于 200g。

7) 取出种植体:治疗结束,局部消毒后逆时针旋出种植体。

2. 骨支抗系统的植入

(1) 支抗植入部位:远离牙根或重要解剖结构的上下颌骨骨性区域,用于牙列的整体移动,或针对颌骨矫形力的骨支抗。

(2) 骨支抗系统的操作:严格消毒、局部麻醉下,翻瓣植入骨支抗系统;治疗结束后需要二次翻瓣手术取出骨支抗系统。

(3) 加载时机:植入 2~3 周后,待术区黏膜软组织消肿后再施加矫治力。

【注意事项】

1. 术前应与患者充分交流,患者充分知情同意后方可开始手术。

2. 旋转植入时应特别注意用力大小,不可过猛,否则极易导致种植体折断或更严重事故。

3. 术后种植体周围软组织感染的控制是影响种植体稳定的关键因素,应在术后常规使用氯己定含漱液 2 周。

4. 术后出现牙齿敏感或疼痛提示可能术中对牙根造成了损害,需要立即诊断处理。

第二节　Nance 弓

【概述】

Nance 弓即腭托,是利用腭侧黏膜作为抗基,防止支抗磨牙舌倾、近中移动及旋转等。由腭基托、腭托臂及带环三部分组成。也可将横腭杆的连接体与 Nance 弓一并焊接到支抗牙带环上制作成联合增强支抗型 Nance 弓。近年由于铸造技术的发展,也有采用带环、腭托臂、腭基托为整体铸造的 Nance 弓。

【材料选择】

磨牙成品带环、0.9~1mm 的正畸用金属丝、自凝树脂。

【适应证】

Nance 弓可用于在中度支抗条件下加强支抗,也可用作间隙维持器,维持牙弓长度。

【操作步骤】

1. 磨牙带环试戴完成后,取印模,将带环转移至阴模上,再灌注石膏模型。

2. 取不锈钢丝弯制带环和腭托之间的连接体部分。

3. 将腭弓通过火焊与带环连接成为一体。腭托臂焊接于其磨牙舌侧近中。

4. 调拌自凝树脂涂塑形成腭基托。

5. 常规打磨、抛光,口内试戴后粘接。

【注意事项】

弯制腭弓时注意钢丝部分与腭黏膜应离开一定距离。另外腭基托也应该离开前牙一定距离,以免前牙内收到一定程度时腭弓会对其有阻挡作用。

第三节　唇　挡

【概述】

唇挡(lip bumper)是为上唇(下唇)与上颌(下颌)前牙唇侧间的装置。其利用唇肌张力,以防支抗磨牙前移。对在白天不能坚持口外牵引的患者,唇挡能在白天维持其支抗力。并能去除过多紧张的唇肌压力、维持间隙及推磨牙向远中。

【适应证】

增强支抗;推磨牙向远中;间隙维持;破除不良唇习惯所带来的异常唇压力。

【操作步骤】

1. 树脂承压板式唇挡　由唇内侧的承压板,颊侧连接丝,磨牙带环及已焊接上的颊面管构成。

(1) 模型制作后,在带环上焊接颊面管,也可用带面弓管的成品带环。

(2) 唇弓的弯制:一般用 1.0~1.2mm 的钢丝弯制,唇侧弧形丝与颊面管方向及角度一致。整个弧形丝形态依牙弓形态而定。唇弓不能抵住侧方牙的颊侧面。

(3) 承压板的制作:承压板的把持部以 0.7mm 钢丝弯制,再焊接至弧形丝;承压板与前牙唇面保持约 1mm 的空隙,与牙槽部黏膜保持 2mm 间隙,并与对颌牙不接触;承压板处于左右尖牙间,高度约 7~8mm,其上方厚约 1mm,下方约 0.5~1mm。

(4) 停止装置的制作:在颊面管近中弯制停止装置,形状可为 U 形,高度为 5~7mm。

2. 金属丝唇挡

(1) 颊面管试装:为方便将唇侧弧形丝插入管内,面弓管方向应顺着牙弓的方向走行,且左右面弓管在同一平面。

(2) 唇侧弧形丝的弯制:一般用 1.2mm 的钢丝弯制;唇侧弧形丝与面弓管方向及角度一致;整个弧形丝依牙弓形态作弧形曲,在侧方离开牙齿颊侧面间隙 2mm。在承压部即左右尖牙之间,高度约 7~8mm,呈一波浪形,与前牙部唇面保持 1mm 间隙,与牙槽部黏膜保持 2mm 间隙;在面弓管的近中部弯制 U 形或阶梯曲。

【注意事项】

1. 承压板的位置(方向、角度、对咬关系)需要充分注意;
2. 承压板边缘必须圆钝,以免造成患者不适。

第四节 口 外 弓

【概述】

口外弓又称面弓(face bow),主要由各型面弓及头帽或颈带构成。面弓可分为对称性面弓和非对称性面弓,其中对称性面弓又分为长臂弓、短臂弓、平齐弓。

【适应证】

抑制磨牙近中移动、抑制上颌骨向前生长、推单侧磨牙向远中。

【操作步骤】

根据面弓牵引的方式分为低位、水平、高位牵引。根据口内口外弓的长短不同还可单侧推磨牙向后。

1. 低位牵引　多用颈部支抗。根据面弓口外部的长短及倾斜不同,可产生 9 种支抗磨牙的移动形式。其主要作用基本是将支抗磨牙向远中倾斜移动并使其稍微伸长。

2. 水平牵引　多用联合头帽以枕部作为支抗。口外弓倾斜向上时,主要为磨牙远中移动并轻度伸长;口外弓水平时,主要为磨牙远中移动;口外弓倾斜向下时,主要为磨牙远中移动并轻微压入。

3. 高位牵引　主要为头枕支抗。主要作用是使支抗磨牙远中移动及压入。

4. 单侧推磨牙向远中　利用偏侧焊接的面弓,其外弓着力点在推磨牙侧;也可利用左右不同长短臂的口外弓,施加均等的外力,长臂侧为推磨牙向远中侧。

第五节　J　钩

【概述】

J 钩也称丝弓,是方丝弓矫治技术中常用的一种口外牵引装置。通常将其分为两部分,即口外部分和口内部分,其形状类似于英文字母"J",故得此名。

【材料选择】

成品 J 钩,也可用 1~1.2mm 的正畸用不锈钢丝弯制。

【适应证】

可用于上颌切牙的压入移动,上颌前牙牙列的远中移动、尖牙的远中移动,以及增强磨牙支抗或远中移动磨牙等。

【操作步骤】

使用时将钩端挂于口内主弓丝上的附钩上,而另一端用橡胶圈牵引于头帽或颈带上。牵引方式可分为低位、水平、高位牵引。

第六节　横 腭 杆

【概述】

横腭杆（transpalatal arch，TPA 或 transpalatal bar，TPB）是一种正畸治疗中常用的辅助装置，它将上颌左右第一磨牙或第二磨牙用一条较粗的不锈钢丝连为一整体，从而达到增强支抗或者垂直向控制的目的。横腭杆分为固定式横腭杆和可摘式横腭杆。

【适应证】

需要增强支抗或垂直向控制。

【制作步骤】

1. 横腭杆的制作　普通型横腭杆一般用 0.9~1.2mm 的不锈钢丝弯制，现在也有铸造式的横腭杆出现。一般来说，它顺着腭部黏膜形态走行，离开黏膜的距离为 1~2mm。如果需要垂直向压低上颌磨牙，也可以使其离开腭部黏膜 5mm，甚至更多。横腭杆在腭顶区中部一般设计 U 形曲，以利调节磨牙间宽度，根据要求实现磨牙间扩弓、缩弓。扩、缩弓型横腭杆常用直径 0.7mm 或 0.8mm 不锈钢丝弯制，使其既有一定的弹性又有一定的强度。通过调节横腭杆，还能实现磨牙的转矩、扭转等移动。改形横腭杆可在横腭杆上焊接牵引钩，用橡皮筋一边向腭侧牵引，一边压低颊向错位的牙齿。该方法对颊向移位的上颌牙齿产生腭向牵引力，同时也产生压入力，有利于锁𬌗的纠正，并可防止因牙齿伸长造成的咬合创伤。双侧第一、第二磨牙带环联合型腭弓也是改形横腭杆的一种。

2. 横腭杆的固位　在临床中，横腭杆的放置方法多种多样。横腭杆可与其支抗牙带环焊接在一起，也可以用树脂等材料将其直接粘接于牙齿舌侧面，还可以将其插入点焊到支抗牙带环上的舌侧鞘（由于舌侧鞘内径常为 1.8mm×0.9mm，故插入式横腭杆常规选择直径 0.9mm 的不锈钢丝）。

【注意事项】

横腭杆需离开黏膜 1~2mm，以免使用时挤压黏膜。带牵引钩的改形横腭杆使用时应注意牵引钩的位置与橡皮链牵引方向，防止压迫腭侧牙龈与腭黏膜。

第七节　扩　　弓

水平向扩大牙弓,简称扩弓,其作用为解除拥挤、排齐牙列、恢复正常牙弓形态。牙弓水平向扩展方式可以采用多种矫治器,如以 Haas 型和 Hyrax 型为代表的快速扩弓矫治器(rapid expansion appliance),以分裂基托矫治器为代表的慢速扩弓矫治器(slow expansion appliance),以四眼圈簧(quad-helix appliance)为代表的其他扩弓矫治器。

一、快速扩弓

【概述】

快速扩弓是利用固定式的快速扩弓矫治器,以矫形力使腭中缝分开。分开的腭中缝处可以由活跃的骨质新生填满,达到上颌侧方扩大的目的。

常用快速扩弓装置有:

1. Haas 型　通过带环固位在牙上,采用螺旋扩弓器作为加力装置,且在腭盖处有两块树脂基托,扩弓器产生的力通过树脂基托传递到腭部。

2. Hyrax 型　通过带环固位在牙上,采用螺旋扩弓器作为加力装置,扩弓器产生的力通过两侧后段牙弓传递到腭中缝。

3. 种植支抗辅助扩弓　螺旋扩弓器与腭中缝两侧的种植钉相连接,扩弓器产生的力可以直接作用于上颌骨的一种固定式扩弓装置。

【适应证】

腭中缝未融合的,8~15岁的替牙期或恒牙早期,严重拥挤或上颌宽度发育严重不足的需要矫形扩展的患者。也有报道称可以用于更高年龄患者。

【临床操作】

1. 扩弓装置的固位　替牙列早期患者可将扩弓装置固位在双侧第一恒磨牙和第二乳磨牙上;替牙列晚期患者可将扩弓装置固位在第一恒磨牙和第一前磨牙上;恒牙列患者可将扩弓装置固位在第一恒磨牙和第一前磨牙上。将成品带环在口内试戴后放置在工作模型上,也可在工作模型上制备带环。也可用整体铸造的固位装置直接粘接在固位牙舌侧以替代带环。种植支抗附属扩弓需将扩弓装置与腭中缝两侧种植钉连接。

2. 螺旋扩弓器的放置　螺旋扩弓器前后方向需符合打开螺丝加力时方向由前向后的要求。同时应计算扩弓螺丝旋转的最多圈数,以免超出扩弓螺丝的最大容许量而导致脱出。

3. 试戴与粘接　将制作好的扩弓装置在口内试戴合适后,粘接或者以种植钉固位扩弓装置。

4. 扩展速度　每日加力 1~2 次,每次旋转 1/4 圈,即扩大 0.25mm。连续使用 2~3 周,直至达到理想扩展宽度。一般以上颌磨牙舌尖接触到下颌磨牙颊尖作为扩弓到位的标志。其间患者可 1~2 周复诊 1 次。

5. 扩弓后保持　扩弓到位后使用扩弓装置停止加力情况下保持 3~6 个月,随后去除该装置改用活动或固定保持器保持 1 年,或开始固定矫治器治疗。为提高种植钉辅助上颌快速扩弓后腭中缝的稳定性,可适当延长保持时间。

【注意事项】

1. 前牙开𬌗患者、高角患者慎用。

2. 为防止钥匙误入口中,加力时最好用一根细的绳索,将其一端穿入钥匙柄开口处,另一端套入手指;加力时,需将钥匙插入洞中旋转至另一洞口露出。

3. 扩弓过程中可能出现鼻部轻微疼痛、少量流鼻血,可能在上颌前牙之间出现间隙,需向患者说明此为正常现象。

4. Hass 型可能出现基托处口腔卫生不良的情况。

二、慢速扩弓

【概述】

慢速扩弓主要采用可摘式分裂基托扩弓器,以较弱的扩大力,长时间缓慢扩大牙弓。其矫治器主要组成部分为固位卡环、分裂基托、扩大装置。

【适应证】

主要应用于乳牙列期到混合牙列期的狭窄牙弓,但恒牙列期也有应用。也可配合固定矫治使用。

【制作步骤】

1. 模型制作　见模型制作章节。

2. 制作扩大装置　分裂基托扩弓器常用 U 形、W 形、菱形等扩大簧。扩大簧用直径 1.0~1.2mm 的不锈钢丝弯制成相应形状。也可使用成品螺旋扩弓器作为扩大装置。将扩大装置置于合适位置,以蜡、藻酸盐印模材料等材料覆盖,以备充胶。

3. 制作固位卡环　多以箭头卡环、邻间钩等卡环固位。恒牙多用直径 0.7~0.8mm 的不锈钢丝弯制卡环,乳牙通常用 0.7mm 的不锈钢丝弯制。

4. 基托充胶　以自凝胶充满所需区域,形成整体基托。并在需要扩大的区域以直机钨钢磨头将基托磨开,形成分裂基托。最后打磨抛光,形成矫治器。

【临床操作】

调节方法:在治疗过程中,1~2 周加力 1 次。对于扩弓簧,需逐渐将其扩开,利用回弹力推侧方牙齿向两侧移动来扩大牙弓。对于螺旋扩弓器,每次旋转加力螺丝旋转 1/4 圈。扩展结束后将螺旋扩弓器结扎固定约 3~4 月。

【注意事项】

1. 治疗效果与装置配戴时间相关,所以需要向患者及其家长清楚解释该矫治器的意义,增强患者合作意识。

2. 治疗结束后也需要保持。一般可使用原矫治器不加力继续配戴的方式保持。但如果是在混合牙列期,需要调节矫治器,以使其不妨碍恒牙萌出。

三、四眼圈簧、双眼圈簧和舌弓

【概述】

四眼圈簧扩弓器是一种用于上颌正畸扩展的扩弓装置,可与固定矫治器联合使用,也可单独使用。双眼圈簧是四眼圈簧的变种,可用于上颌,也可以用于下颌。舌弓也可以看成四眼圈簧的变种,多用于下颌。四眼圈簧被认为具有介于快速扩弓和慢速扩弓之间的扩弓效应。

【适应证】

上、下颌牙弓狭窄,希望磨牙发生向颊侧的倾斜移动时。伴有上颌第一磨牙的扭转时也可使用。四眼圈簧和双眼圈簧具有簧圈,施力柔和,较适合唇腭裂患者的扩弓。只需扩大上颌第一磨牙区,或者需要扩大下颌牙弓时可选用双眼圈簧。扩大下颌牙弓还可选择舌弓矫治器。

【制作步骤】

1. 模型制作　见模型制作章节。

2. 圈簧制作　一般由 0.9mm 不锈钢丝弯制而成。四眼圈簧具有 2 个前部簧圈、两个后部簧圈、前臂、侧方臂、腭侧臂、固定臂结构;双眼圈簧具有两个前部簧圈、前臂、侧方臂、腭侧臂、固定臂结构,其左右两金属丝沿着侧方牙列舌侧牙颈部走行,圈簧离开黏膜 1~2mm。舌弓矫治器钢丝连接下颌双侧第一磨牙带环,并需在带环近中弯制 U 形曲。

3. 圈簧固位　可以将其插入点焊到支抗牙带环上的舌侧鞘,也可以将其与支抗牙带环焊接在一起。

【临床操作】

调节方法:可将侧方臂沿着侧方牙列舌侧牙颈部做侧方开大,也可通过调整四个圈簧两侧的不锈钢丝所成夹角大小来调节扩弓的力量。可以在口内直接以三喙钳调节,也可将其取出口外调节。使用时间一般为 2~6 周。

【注意事项】

圈簧需离开黏膜 1~2mm,以免使用时圈簧压入黏膜。

四、其余扩弓矫治器

扩弓辅弓(骑师弓)是在固定矫治器矫治过程中,牙列平整排齐后可配合扩弓辅弓将后牙向颊侧扩展。扩弓辅弓可用较粗的不锈钢丝(直径 0.7~1.2mm)或较粗的不锈钢方丝(如 0.019″×0.025″),弯制成大致与牙弓形态一致的弧形,长短根据扩大牙弓部位决定,辅弓宽度要大于牙弓宽度,一般使辅弓末端离开主弓丝 3~5mm,辅弓末端弯制成凸向龈方的闭合钩挂在主弓丝上。辅弓可在切牙间弯制中线垂直曲,曲高约 6mm,将垂直曲置于主弓丝的殆方,以防止辅弓唇向滑脱和左右移动;也可在上尖牙区结扎使扩弓辅弓稳定持续起作用。每次复诊时辅弓进行加力调整,逐步扩大牙弓。

(赵志河　廖 文　金 樱)

第二十四章

正畸保持技术

去除托槽并不代表正畸治疗的结束，而是另一个重要步骤——正畸保持的开始。保持是达到稳定矫治效果必不可少的阶段。不同的错𬌗畸形，不同的治疗方式都需要不同的保持方法，其保持时长不同，保持器的种类各异。一般来说保持期至少为2年。如果使用活动保持器，第1年应该为全天戴用保持器，第2年应该为夜间戴用保持器，然后逐渐减少戴用时间，采用隔日戴用、每周戴用1天等，建议使用保持器至生长发育结束后。对于部分复发趋势较高的患者，可行永久保持。保持期间患者需要定期复诊，一般需要半年复诊1次。若保持器损坏，应尽快重新制作戴用，防止复发。

第一节　保持的原因

正畸结束后，一般有以下原因会导致治疗效果趋于不稳定：

1. 牙周组织、牙龈组织的重建　在正畸过程中，矫治器施力于牙齿上，导致牙周膜、牙槽骨、牙龈发生改建。在矫治器去除后，牙周膜、牙槽骨的改建尚在进行中，仍需至少3~4个月才能够完成改建；牙龈中的胶原纤维重建需要更长时间，一般在治疗结束后4~6个月才能够完成；而弹性纤维的改建甚至需要1年时间以上。

2. 生长发育　对于青少年患者而言，矫治器去除时其年龄多为14~15岁。所以，这群患者在治疗结束时仍有一定的生长发育潜力，尤其以矢状向和垂直向为主。研究证明，在生长发育结束之前，患者都有缓慢的向原有错𬌗类型发育的趋势。如安氏Ⅱ类患者上颌骨生长量大于下颌骨，正畸治疗后效果会发生反弹；安氏Ⅲ类患者由于下颌骨的生长很难控制，保持正畸效果的难度也更大；开𬌗患者的垂直向生长和磨牙的萌出往往会导致开𬌗复发；第三磨牙萌出过程中产生的力量也会使前牙拥挤复发。

3. 肌力及不良习惯　正畸治疗后，由于肌力（唇肌、舌肌）的不平衡，牙齿唇舌侧受力不等，难以在现有位置保持稳定。由于肌肉的改建较骨组织更为漫长，这种力量平衡要在很长时间之后才能达到稳定。有的患者在正畸治疗前有各种不良习惯，如伸舌、咬唇、口呼吸等，如果这些不良习惯未能完全去除，在治疗后也容易导致复发。

第二节　常用保持器

一、Hawley 保持器和环绕式保持器

【适应证】

标准 Hawley 保持器适用于多种病例的正畸后保持；环绕式保持器尤适用于拔牙病例的保持。

【制作步骤】

1. 模型制备　制作患者正畸结束后工作模型，详见本书第十七章第二节。

2. 钢丝弯制　Hawley 保持器用 0.8~0.9mm 不锈钢丝弯制磨牙改良箭头卡环或单臂卡环，通常位于最后的磨牙上，当第二恒磨牙萌出不全时也可放在第一恒磨牙上。用 0.7~0.8mm 不锈钢丝弯制双曲唇弓，与每一个前牙唇面接触，于尖牙远中外展隙转向腭侧，磨牙卡环与双曲唇弓的弯制弓丝在舌侧应相交（或充胶前将两部分弓丝焊接成一整体），避免充胶后保持器断裂。制作环绕式保持器，将磨牙箭头卡与长唇弓焊接，或用直径 0.9mm 不锈钢丝弯制双曲唇弓，唇弓由前牙一直延续到最后磨牙，绕过最后磨牙远中，形成环绕卡环。

3. 充胶　自凝基托材料位于工作模型腭侧，与牙列舌侧面紧贴，呈马蹄形，基托高度需位于咬合线龈方，避免干扰咬合。

【临床操作】

1. 试戴与调改　试戴时应检查基托对牙龈有无压痛，保护器有无翘动，有无咬合高点，唇弓与牙是否贴合，保持器固位是否良好。Hawley 保持器的戴

用过程中,均可能出现带环间隙无法关闭、固位不稳、前牙扭转、牙列间隙等情况。针对这些情况,需进行相应调改。如有带环间隙,需调节卡环,缓冲相应部位基托,以利带环间隙的关闭;前牙扭转,需调节唇弓,缓冲相应基托,对抗扭转;牙列间隙,需减短唇弓长度,缓冲相应基托,以关闭间隙。环绕式保持器的调改方式与 Hawley 保持器类似。

2. 复诊　应检查保持器是否完整可用,固位贴合情况,观察保持效果。

二、透明压膜保持器

【适应证】

适用于多种病例正畸后保持,尤其是正畸前存在个别牙扭转错位的保持,以及拔牙病例间隙关闭后的保持。其紧密包裹牙齿,可在三维方向上保持牙齿位置,避免旋转和伸长的复发。

【制作步骤】

1. 模型制备与修整　制取患者正畸结束后工作模型(详见本书第十七章第二节)。修整模型,要求如下:侧面观模型呈现前高后低的形态,前牙唇面基本与地面垂直,模型末端应修整至最后一颗磨牙远中约 1mm。去除模型上的石膏瘤,充填气泡及倒凹。

2. 保持器的制作　将模型在压膜机上就位,颗粒高度铺至预计保持器边缘稍龈方处。将 0.75mm 或 1.0mm 厚膜片就位,按照膜片和压膜机说明书选择合适的加热加压条件,待压膜成形后将其取出。

3. 保持器的修整　沿龈缘将保持器从膜片中剪下,透明压膜保持器完成后应与牙列形态一致。注意上颌前牙腭侧应适当覆盖腭侧黏膜,以增强保持器固位。用细剪、砂纸修整打磨保持器边缘使其光滑。

【临床操作】

1. 试戴与调改　试戴时检查保持器的就位与固位是否良好,有无锐利修剪边缘。嘱患者在吃饭时、喝热水和着色性饮料时摘下保持器;嘱患者每日清洁保持器,但不要使用热水清洁;嘱患者勿大力咬嚼保持器;嘱患者小心使用,切勿遗失保持器。

2. 复诊　同 Hawley 保持器。

【注意事项】

正畸治疗结束前,精细调整阶段的目的是将牙齿尽可能移动到一个较好的咬合位置。但是由于弓丝弯制、托槽定位精确性的限制,很难使牙齿达到完全的尖窝咬合关系。去除矫治器后,伴随咀嚼食物进行咬合,牙齿咬合关系会自行进行细微的调整,以达到完全的尖窝咬合关系,但因透明压膜保持器紧密包裹牙齿,使得这一调整无法进行。同样的道理,带环间隙也无法进行关闭,所以在正畸治疗结束前,应该先去除带环,关闭带环间隙,再去除弓丝和托槽,制作透明压膜保持器。

三、固定保持器

【适应证】

用于牙弓不稳定及需要长期或终生保持的患者。下颌固定保持器主要适用于严重下颌前牙拥挤或扭转、改变下尖牙宽度后、前移切牙后和轻度拥挤的非拔牙病例;上颌固定保持器主要适用于前牙散在间隙、严重扭转的上颌前牙、治疗结束时覆盖较大和腭向错位的尖牙矫治后的病例。

【制作步骤】

1. 模型的制备　制作患者正畸结束后工作模型,详见本书第十七章第二节。

2. 舌侧丝的弯制　在工作模型上用直径 0.175mm 的多股细丝弯制舌侧丝,下颌应与牙舌隆突弧线形态吻合,上颌应与咬合接触线龈方吻合。

【临床操作】

1. 舌侧丝的粘接

(1) 直接法:拆除矫治器前,在患者口腔中用细结扎丝做成不封口的圈,末端从每个前牙舌侧邻间隙穿出至唇侧,将结扎丝的圈体留在舌侧,并使弯制好的舌侧丝穿过多个结扎丝圈,从唇面收紧结扎丝圈即可将舌侧丝固定在主弓丝上,然后进行常规隔湿、吹干、粘接。应做点状粘接,不能使粘接剂全部糊满弓丝。

(2) 间接法:先在模型上涂一层分离剂,将蜡滴至两侧切牙与尖牙之间邻间隙固定舌侧丝,用硅橡胶制作转移托盘。粘接前酸蚀牙面,并在牙面上涂布粘接剂,将托盘转移至患者牙齿上适当加压。

也可使用玻璃纤维复合树脂代替金属丝作为舌侧固定保持器。使用该方法,无需提前制作工作模型,直接将相应长度玻璃纤维复合树脂粘接于牙面上即可。

2. 复诊　固定保持也应嘱患者定期复诊,观察保持效果以及保持器是否完好。

【注意事项】

由于舌侧丝粘接后,刷牙的难度会增大,所以应嘱咐患者注意口腔卫生并定期洁牙。

四、特殊保持器

1. 保持器带平面导板

【适应证】

适用于前牙深覆𬌗矫治后。

【制作步骤】

制作方法同Hawley保持器,充胶时在上颌切牙基托的腭侧添加平面导板。

【临床操作】

同 Hawley 保持器。

2. 保持器带Ⅱ类或Ⅲ类牵引。

【适应证】

适用于复发可能性较大,生长发育期的Ⅱ类或Ⅲ类患者。

【制作步骤】

制作方法同 Hawley 保持器,在相应需要配合牵引的部位制作牵引钩。

【临床操作】

同 Hawley 保持器。

【注意事项】

配戴时嘱患者按要求使用牵引橡皮圈。

（廖　文）

参考文献

1. 陈扬熙. 口腔正畸学——基础、技术与临床. 北京:人民卫生出版社,2012.

2. 罗颂椒. 当代实用口腔正畸技术与理论. 北京:科学技术文献出版社,2010.

3. Mayerson, Hallman, Boyd, et al. "Six Element Orthodontics" an interview with Lawrence Andrews and Will Andrews. The Andrews J Orthod and Orofac Harmony, 2000, 1:8-34.

4. 王虎,郑广宁. 口腔临床 CBCT 影像诊断学. 北京:人民卫生出版社,2014.

5. 李煌,白丁. 口腔正畸中锥形束 CT(CBCT)应用临床指南. 北京:人民军医出版社, 2015.

6. Helms CA, Kaban LB, McNeill C, et al. Temporomandibular joint:morphology and signal intensity characteristics of the disk at MR imaging. Radiology, 1989, 172:817-820.

7. 赵志河,白丁. 正畸治疗方案设计——基础、临床及实例. 北京:人民卫生出版社,2008.

8. Biondi E, Bandini A, Lombardo L, et al. Phonetic analysis during treatment with rapid maxillary expander. Orthod Craniofac Res, 2017, 20:21-29.

9. Temani P, Jain P, Rathee P, Temani R, et al. Volumetric changes in pharyngeal airway in Class II division 1 patients treated with Forsus-fixed functional appliance:A three-dimensional cone-beam computed tomography study. Contemp Clin Dent, 2016, 7:31-35.

10. Garrido Garcia VC, Garcia Cartagena A, Gonzalez Sequeros O. Evaluation of occlusal contacts in maximum intercuspation using the T-Scan system. J Oral Rehabil, 1997, 24:899-903.

11. 白丁,赵志河. 口腔正畸策略、控制与技巧. 北京:人民卫生出版社,2015.

12. Wright EF. Manual of Temporomandibular Disorders. Hoboken:Wiley-Blackwell, 2010.

13. Biondi E, Bandini A, Lombardo L, et al. Phonetic analysis during treatment with rapid maxillary expander. Orthod Craniofac Res, 2017, 20:21-29.

14. Keim RG. The Evolution of Invisalign. J Clin Orthod, 2017, 51:69-70.

15. Weir T. Clear aligners in orthodontic treatment. Aust Dent J, 2017, 62(Suppl 1):58-62.

16. 林建昌,赖文莉. 3 种常用正畸保持器的特点及临床应用. 国际口腔医学杂志,2015,

42:462-465

17. 罗颂椒,段玉贵,徐玲. 先天缺牙与牙颌畸形. 华西口腔医学杂志,1985,4:283-241.

18. Moyes RE.Handbook of orthodontics.4th ed.Chicago:year book medical,1988,42(5):368.

19. Bedoya M M,Park J H. A Review of the Diagnosis and Management of Impacted Maxillary Canines. Journal of the American Dental Association,2009,140(12):1485-1493.

20. Bishara SE. Impacted maxillary canines:a review. American journal of orthodontics and dentofacial orthopedics :official publication of the American Association of Orthodontists,its constituent societies,and the American Board of Orthodontics,1992,101(2):159-171.

21. Yavuz MS,Aras MH,Büyükkurt MC,et al. Impacted mandibular canines. Journal of Contemporary Dental Practice,2007,8(7):78-85.

22. Ericson S,Kurol J. Longitudinal study and analysis of clinical supervision of maxillary canine eruption. Community Dentistry and Oral Epidemiology,2010,14(3):172-176.

23. Becker A,Smith P,Behar R. The incidence of anomalous maxillary lateral incisors in relation to palatally-displaced cuspids. Angle Orthodontist,1981,51(1):24-29.

24. Cooke J,Wang H L. Canine impactions:incidence and management. International Journal of Periodontics & Restorative Dentistry,2006,26(5):483-491.

25. Sune Ericson,JüriKurol. Early treatment of palatally erupting maxillary canines by extraction of the primary canines. European Journal of Orthodontics,1988,10(1):283-295.

26. Mohan S,Kankariya H.Impacted inverted teeth with their possible treatment protocols.J Maxillofac Oral Surg,2012,11(4):455-457.

27. Miloglu O,Cakici F,Caglayan F,et al.The prevalence of root dilacerations in a Turkish population.Med Oral Patol Oral Cir Bucal,2010,15(3):e441-e444.

28. Park TKN,Vargervik K,et al.Orthodontic and surgical management of cleidocranial dysplasia. Korean J Orthod,2013,43(5):248-260.

29. 段银钟,曾照斌. 正畸、正颌联合矫治严重颅颌面畸形骨性双颌前突正畸、正颌治疗. 中国实用口腔科杂志,2011,4(7):385-389.

30. 傅民魁. 口腔正畸学. 第6版. 北京:人民卫生出版社,2012.

31. 王博,刘红彦. 双颌前突矫治. 中国实用口腔科杂志,2009,2(10):633-635.

32. 段银钟,戴娟. 口腔正畸临床技术大全. 第2版. 北京:人民军医出版社,2010,379-387.

33. 傅民魁,卢海平,罗卫红,等. 口腔正畸病例集. 北京:人民卫生出版社,2009,260-268.

34. 赖文莉. 口腔正畸学. 北京:科学技术文献出版社,2005,68-69.

35. Tomonari H,Kubota T,Yagi T,et al. Posterior scissors bite:masticatory jaw movement and muscle activity. J Oral Rehabil,2014,41(4):257-265.

36. Ishihara Y,Kuroda S,et al. Long-term stability of implant-anchored orthodontics in an adult

patient with a Class Ⅱ Division 2 malocclusion and a unilateral molar scissors-bite. Am J Orthod Dentofacial Orthop,2014,145(4):S 100-113.

37. 胡静,王大章.正颌外科.北京:人民卫生出版社,2006.

38. 王大章.口腔颌面外科手术学.北京:人民卫生出版社,2003.

39. 胡静.正颌外科学.北京:人民卫生出版社,2010.

40. Lindhe J. Clinical Periodontology and Implant Dentistry. 4th ed. Copenhargen:Blackbell Murksgard,2003.

41. 易新竹.殆学.北京:人民卫生出版社,2008.

42. 白丁,韩向龙.殆、颌位与正畸治疗.华西口腔医学杂志,2013,31:331-334.

43. Andrade Ada S,Gameiro GH,Derossi M,et al. Posterior crossbite and functional changes. A systematic review. Angle Orthod,2009,79:380-386.

44. Cao Y,Xia CC,Wang S,et al. Application of magnetic resonance T2 mapping in the temporomandibular joints. Oral Surg Oral Med Oral Pathol Oral Radiol Endod,2012,114(5): 644-649.

45. Dawson PE. Functional occlusion:from TMJ to smile design. Louis:Mosby Elsevier,2006.

46. Dylina TJ,Com O. A common-sense approach to splint therapy. J Prosthet Dent,2001,86: 539-545.

47. Gesch D,Bernhardt O,Kirbschus A. Association of malocclusion and functional occlusion with temporomandibular disorders (TMD) in adults:a systematic review of population-based studies. Quintessence Int,2004,35:211-221.

48. He SS,Deng X,Wamalwa P,et al. Correlation between centric relation and maximum intercuspation discrepancy and temporomandibular joint dysfunction. Acta Odontol Scand, 2010,68:368-376.

49. José dos Santos. Occlusion:Principles & Treatment. Ouintessence Publishing Co.,2007.

50. Luther F. TMD and occlusion part I. Damned if we do? Occlusion:the interface of dentistry and orthodontics. Br Dent J,2007,202:38-39.

51. Mohlin B,Axelsson S,Paulin G,et al. TMD in relation to malocclusion and orthodontic treatment. Angle Orthod,2007,77:542-548.

52. Rinchuse DJ,Kandasamy S. Evidence-based versus experience-based views on occlusion and TMD. Am J Orthod Dentofacial Orthop,2005,127:249-254.

53. Scrivani SJ,Keith DA,Kaban LB. Temporomandibular disorders—NEJM. Quintessence Publishing Co.,2008.

54. Song F,He SS,Chen S. Temporomandibular disorders with skeletal open bite treated with stabilization splint and zygomatic miniplate anchorage:A case report. Angle Orthod,2015,85:

335-347.

55. The glossary of prosthodontic terms. J Prosthet Dent,2005,94:10-92.

56. 黄宁,杨超.唇腭裂正畸治疗.北京:人民军医出版社,2015.

57. 毕惠贤,戴娟,王海雪,等.口腔正畸临床摄影常见问题及技巧探讨(二):口内摄影.临床口腔医学杂志,2008,24(9):565-568.

58. 刘峰.口腔医疗摄影技巧 Ⅳ.临床常用影像的基本拍摄方法与标准.中华口腔医学杂志,2007,42(7):441-443.

59. Lane C,Harrell W Jr.Completing the 3-dimensional picture.Am J Orthod Dentofacial Orthop,2008,133(4):612-620.

60. Cuperus AM,Harms MC,Rangel FA,et al. Dental models made with an intraoral scanner:A validation study. Am J Orthod Dentofacial Orthop,2012,142:308-313.

61. 张震康.临床技术操作规范.口腔医学分册.北京:人民军医出版社,2015.

62. 赵美英,罗颂椒,陈扬熙.牙颌面畸形功能矫形.北京:科学技术文献出版社,2010.

63. 曾祥龙.现代口腔正畸学诊疗手册.北京:北京医科大学出版社,2000.

64. Woon SC,Thiruvenkatachari B. Early orthodontic treatment for Class Ⅲ malocclusion:A systematic review and meta-analysis. Am J Orthod Dentofacial Orthop,2017,151(1):28-52.

65. Solano-Mendoza B,Iglesias-Linares A,Yañez-Vico RM,et al. Maxillary protraction at early ages. The revolution of new bone anchorage appliances.J Clin Pediatr Dent,2012,37(2):219-229.

66. Morales-Fernández M1,Iglesias-Linares A,Yañez-Vico RM,et al. Bone and dentoalveolaranchored dentofacial orthopedics for Class Ⅲ malocclusion:New approaches,similar objectivs? :a systematic review. Angle Orthod,2013,83(3):540-552.

67. Zurfluh MA,Kloukos D,Patcas R,et al. Effect of chin-cup treatment on the temporomandibular joint:a systematic review. Eur J Orthod,2015,37(3):314-324.

68. Benson PE,Tinsley D,O'Dwyer JJ,et al. Midpalatal implants vs headgear for orthodontic anchorage-a randomized clinical trial:cephalometric results. Am J Orthod Dentofacial Orthop,2007,132(5):606-615.

69. Jakobsson SO. Cephalometric evaluation of treatment effect on Class Ⅱ,Division 1 malocclusions. Am J Orthod,1967,53(6):446-457.

70. Melsen B. Effects of cervical anchorage during and after treatment:an implant study. Am J Orthod,1978,73(5):526-540.

71. Solano-Mendoza B,Iglesias-Linares A,Yañez-Vico RM,et al. Maxillary protraction at early ages. The revolution of new bone anchorage appliances.J Clin Pediatr Dent,2012,37(2):219-

229.

72. 兰泽栋. 口腔正畸技工学. 西安:世界图书出版西安公司,2006.

73. 王春梅,韩光丽. 口腔正畸工艺技术实用教程. 北京:清华大学出版社,2010.

74. 谢燕. 可调式牵引头帽、颏兜的制作与在骨性反𬌗治疗上的应用. 广东牙病防治,1996,
4(2):60-61.

75. 林久祥. 口腔正畸学. 北京:人民卫生出版社,2011.

76. Giuseppe Scozzo,Kyoto Takemoto. 隐形口腔正畸治疗——当代舌侧正畸学的新概念与治
疗技术. 徐宝华,译. 北京:中国医药科技出版社,2005.

77. Ryoon-Ki Hong,Hee-Moon Kyung. 正畸舌侧矫治技术——蘑菇型弓丝技术与舌侧托槽.
许衍,王震东,译. 南京:东南大学出版社,2014.

78. Fujita K. New orthodontic treatment with lingual bracket mushroom arch wire appliance. Am J
Orthod,1979,76(6):657-675.

79. Lawson RB. Extraction treatment in lingual orthodontics,J Orthod,2013 ,40(sup1):S38-48.

80. Wiechmann D,Rummel V,Thalheim A,et al. Customized brackets and archwires for lingual
orthodontic treatment,Am J Orthod Dentofacial Orthop,2003,124(5):593-599.

81. Sharif MO,Waring D,Malik OH. Lingual Orthodontics:The future？ Int J Orthod Milwaukee,
2015,26(3):49-52.

82. Singh P,Cox S. Lingual orthodontics:an overview. Dent Update,2011,38(6):390-395.

83. Fujita K.Brushing method for the lingual-bracket technique with Fujita.J Jpn Orthod Soc,
1978,37:399-403

84. Hohoff A,Stamm T,Kühne N,et al.Effects of a mechanical interdental cleaning device on oral
hygiene in patients with lingual brackets.Angle Orthod,2003,73:579-587

85. El-Bialy T,Galante D,Daher S. Recent Advances in Dentistry. Orthodontic Biomechanics:
Treatment of Complex Cases Using Clear Aligner. Sharjah:Bentham Science Publishers,2016.

86. Giancotti A,Greco M,Mampieri G. Extraction treatment using Invisalign Technique. Prog
Orthod,2006,7:32-43.

87. Boyd RL. Complex orthodontic treatment using a new protocol for the Invisalign appliance. J
Clin Orthod,2007,41:525-547;quiz 523.

88. Miethke RR,Brauner K. A Comparison of the periodontal health of patients during treatment
with the Invisalign system and with fixed lingual appliances. J Orofac Orthop,2005,66(3):
219-229.

89. Boyd RL. Esthetic orthodontic treatment using the invisalign appliance for moderate to
complex malocclusions. J Dent Educ,2008,72:948-967.

90. Ruiz JL,Finger WJ,Sasazaki H,Komatsu M. Removal of Invisalign retention attachments:a

new minimally invasive method. Compend Contin Educ Dent, 2009, 30 (9): 634-636.

91. Moyers RE.Standards of Human Occlusal Development. Monograph 5, Craniofacial Growth Series. Ann Arbor, Mich: University of Michigan, Center for Human Growth and Development, 1976.